AF404240

RÉSULTATS ÉLOIGNÉS

ET

VALEUR COMPARÉE

DES

DIFFÉRENTS PROCÉDÉS

DE LA

CURE RADICALE DES HERNIES

CRURALE ET INGUINALE

PAR

Le Dr Maurice AUTEFAGE

ANCIEN INTERNE DES HOPITAUX DE PARIS

PARIS

LIBRAIRIE MÉDICALE ET SCIENTIFIQUE

JULES ROUSSET

1, RUE CASIMIR-DELAVIGNE ET 12, RUE MONSIEUR-LE-PRINCE

(anciennement 36, rue Serpente)

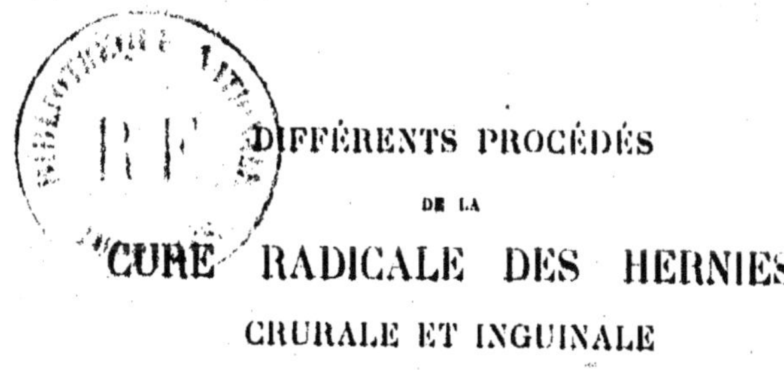

DIFFÉRENTS PROCÉDÉS

DE LA

CURE RADICALE DES HERNIES

CRURALE ET INGUINALE

Te 91 / 214

DU MÊME AUTEUR

Examen histologique d'un testicule d'adulte en ectopie abdominale, compliquée de hernie inguinale.
En collaboration avec M. Ch. Aubertin.
Société anatomique, novembre 1903.

Adéno-Sarcome du Sein à cellules mycoloplaxes.
En collaboration avec MM. Malloizel et Bornait.
Société anatomique, octobre 1904.

Persistance du conduit de Gartner, pris pour l'uretère au cours d'une laparatomie.
En collaboration avec M. Bonnel.
Société de l'Internat des hôpitaux de Paris, novembre 1904.

Présentation d'un volumineux corps étranger ostéophytique développé dans l'articulation du genou droit.
Société anatomique, mars 1905.

RÉSULTATS ÉLOIGNÉS

ET

VALEUR COMPARÉE

DES

DIFFÉRENTS PROCÉDÉS

DE LA

CURE RADICALE DES HERNIES

CRURALE ET INGUINALE

PAR

Le Dr Maurice AUTEFAGE

ANCIEN INTERNE DES HOPITAUX DE PARIS

PARIS

LIBRAIRIE MÉDICALE ET SCIENTIFIQUE

JULES ROUSSET

1, RUE CASIMIR-DELAVIGNE ET 12, RUE MONSIEUR-LE-PRINCE

(anciennement 36, rue Serpente)

BIBLIOTHÈQUE LIBRARY · R F

A MON PÈRE, LE DOCTEUR AUTEFAGE

A MON PRÉSIDENT DE THÈSE

MONSIEUR LE PROFESSEUR RECLUS

PROFESSEUR A LA FACULTÉ DE MÉDECINE

CHIRURGIEN DES HOPITAUX

CHEVALIER DE LA LÉGION D'HONNEUR

A MES MAITRES D'INTERNAT ET D'EXTERNAT

DANS LES HOPITAUX DE PARIS

M. LE PROFESSEUR AGRÉGÉ CH. MONOD

MONSIEUR LE PROFESSEUR AGRÉGÉ QUENU

M. LE PROFESSEUR AGRÉGÉ J.-L. FAURE

MM. LES DOCTEURS ARROU

LAUNAY, ROBINEAU

M. LE PROFESSEUR AGRÉGÉ P. DUVAL

MONSIEUR LE PROFESSEUR AGRÉGÉ BAR

MONSIEUR LE DOCTEUR TISSIER

MONSIEUR LE PROFESSEUR AGRÉGÉ WIDAL

MM. LES DOCTEURS TALAMON, MUSELIER

DUFOUR

A MON AMI ET COLLÈGUE, A. MARTIN

Ayant profité de la large initiative qu'a bien voulu nous laisser notre maître, M. le Docteur Monod, pendant les 2 années passées comme interne dans son service, nous avons eu l'idée, à la fin de notre internat, d'examiner les malades opérés par nous. C'est là la genèse de ce travail sans prétention.

Nous avons convoqué de nombreux malades opérés depuis un certain temps de cure radicale de hernie crurale et inguinale. Nous en avons revu quatre-vingt douze ; nous consignons dans cette thèse le résultat de ces observations.

CHAPITRE I

Historique des procédés de cure radicale des hernies inguinales

Quand on étudie l'historique de la cure radicale de la hernie inguinale, on est frappé non seulement de la multiplicité des procédés employés mais encore des phases nombreuses par lesquelles est passée la question. Aussi peut-on distinguer trois périodes dans l'histoire de ce traitement.

Pendant une période que l'on peut appeler primitive et allant jusqu'au XVe siècle, les anciens chirurgiens faisaient des cures radicales de hernie. Celse incisait et réséquait le sac avec une portion de la peau afin d'obtenir une cicatrice solide.

Oribase, Paul d'Egine pensaient que la castration était un temps nécessaire à la réussite de la cure radicale. Ils furent suivis dans cette voie par les chirurgiens Arabes du Xe siècle et par Gérard de Crémone.

Pendant trois siècles, cette méthode resta en hon-

neur tant à l'école de Salerne où elle était défendue
par Roger de Parme qu'à l'école de Paris où Hugues
et Lanfranc s'en étaient faits les défenseurs.

Au xive siècle, Guy de Chauliac n'hésitait pas à
déclarer que toute cure radicale sans castration n'est
qu'une fausse opération.

Mais, à cette époque, un perfectionnement était
apporté à la méthode par l'usage, le « point doré »,
imaginée par Maître Béraud Mettis.

Ce chirurgien serrait tout le pédicule avec un fil
d'or, suffisamment pour oblitérer le canal vagino-
péritonéal ou le sac de la hernie, mais pas assez pour
étrangler les vaisseaux du cordon et le canal défé-
rent.

Avec la Renaissance un nouveau progrès est encore
réalisé. On s'ingénie à respecter la glande séminale
et Ambroise Paré trouve la « suture royale ». Il
suture le sac herniaire après la kélotomie. Nous
trouvons dans les œuvres de Dionis, au xviie siècle,
la description de la suture royale. Elle consiste en
un double surjet parallèle à l'axe du sac et destiné à
oblitérer le sac herniaire pour que l'intestin ne puisse
plus s'y engager.

Mais toutes ces méthodes chirurgicales tendent
bientôt à tomber en désuétude. En effet, au xviie siècle, au traitement curatif on oppose le traitement
palliatif. Onguents et bandages sont mis en honneur par toute l'école italienne, représentée par
Arculanus, Marcus Gatenaria. C'est la deuxième
période dans l'histoire de la cure radicale. Il se fait

une véritable réaction en faveur du bandage. A la tête de ce nouveau mouvement nous trouvons en France : Lequin, Gauthier, Mayet qui s'abstiennent systématiquement de cure radicale. Ces chirurgiens cautérisaient sous la peau tout le sac et l'anneau herniaire avec le « remède du Roy ».

L'académie royale de chirurgie condamna d'ailleurs cette nouvelle méthode qui avait coûté la vie à la Condamine.

Au commencement du XIXᵉ siècle Desault rejette encore la cure radicale de la hernie inguinale, il pense que seule la hernie ombilicale est justiciable du traitement sanglant.

Pendant toute la première moitié du siècle dernier, l'abstention est la règle. Sans doute, on n'emploie plus depuis longtemps la cautérisation ou les topiques, mais le port du bandage est préconisé par tous les chirurgiens.

On peut dire que cette deuxième période, période de réaction contre la cure radicale, va jusqu'à l'avènement de l'ère antiseptique. Signalons cependant quelques essais timides, telle l'opération de Gerdy, 1835.

C'est l'invagination du scrotum maintenu à l'aide de points de suture. Wutzer apporte des modifications à la méthode. Il assure le refoulement à l'aide d'un instrument laissé en place dans l'axe du doigt de gant dû au refoulement de la peau. Satteau laisse en place une aiguille sur laquelle on comprime transversalement le sac herniaire.

En 1858 apparaît la méthode Anglaise encore appelée méthode de Wood, ou procédé de Dowell. Elle a pour but de fermer le trajet herniaire en suturant les piliers.

Remarquons que dans tous ces procédés aussi bien dans la méthode anglaise que dans l'imagination de Gerdy, le chirurgien opère sous la peau, sans inciser les téguments. C'est ce qu'on appelait les « opérations sous-cutanées ».

Enfin nous arrivons à la période antiseptique. C'est une nouvelle ère pour la cure radicale. On n'hésite plus maintenant à inciser les téguments, on reprend les anciens procédés, on crée de nouvelles techniques.

La première opération de cure radicale directe fut pratiquée en Angleterre par Charles Stele en 1874. En Allemagne Nussbaum, en 1876, et Czerny, en 1877, posent nettement les indications de la cure radicale.

A la même époque Reverdin établit une distinction entre les différentes méthodes proposées pour la cure radicale.

Il en décrit déjà trois :

1º La ligature ou suture du collet avec ou sans extirpation du sac, procédé de Nussbaum.

2º La ligature ou suture du collet complétée par la suture de la porte herniaire avec ou sans extirpation du sac, c'est le procédé de Czerny.

3º L'ouverture du sac, le drainage du collet sans ligature du sac, c'est le procédé employé par Schede de Berlin ce n'est qu'une simple kélotomie sur hernie non étranglée. Cette méthode n'a aujourd'hui qu'un intérêt historique.

Dans ces 25 dernières années les publications sur la cure radicale de la hernie inguinale se sont multipliées.

En 1881, Braun publie une statistique de Czerny. Sur 19 opérations il y eut toujours récidive sauf dans 2 cas. Il est vrai que, la même année, Guenod de Bâle, démontrait que sur 44 opérés il y avait 22 guérisons, 12 récidives, 10 malades n'ayant pu être retrouvés.

On voit déjà les progrès réalisés par ces méthodes, mais combien peu satisfaisantes comparées à nos statistiques actuelles.

En France on se met à faire des cures radicales de hernies. M. Lucas Championnière fait, en 1881, sa première opération de hernie non étranglée. Toutefois, lorsque Segond prit pour sujet de thèse d'agrégation, en 1883 «la cure radicale de la hernie », il ne trouva dans la chirurgie française que cinq cas de cure radicale : 4 premières observations de Championnière et un cas de mort appartenant à Gillette.

La thèse du professeur Segond est le premier travail français moderne paru sur la question.

En 1884, Ball (1) décrit la torsion du sac ; nous parlerons de cette méthode dans le chapitre suivant.

En 1885 paraît la thèse Chatard « cure radicale des hernies par les méthodes directes. »

____

(1) *British médical journal*, 84. Tome II, p. 461.

En 1886 c'est le traité de la cure radicale des hernies de Lucas Championnière, œuvre qui fait époque et contient une première série de 10 opérations de hernies non étranglées.

M. Championnière montre comment il faut lier le collet du sac, c'est-à-dire le plus haut possible. Il insiste sur l'extirpation du sac herniaire.

Barker (1) décrit, en 1887, la technique qui, depuis, porte son nom; rebroussement du collet du sac et sa fixation à la paroi abdominale.

Macewen (2) expose sa méthode la même année: Pelotonnement du sac, restauration de la disposition oblique du trajet inguinal. Ce procédé fut, au dire de Berger, très répandu en Angleterre et en Allemagne. Berger l'aurait lui-même employé pendant longtemps.

Nous trouvons, en 1888, une revue générale de Delagenière parue dans la Gazette des hôpitaux: « Etudes critiques des procédés modernes de cure radicale. » C'est une description des différents procédés de cure radicale en usage à cette époque. L'auteur insiste surtout sur le procédé de Championnière.

Mais jusque là les chirurgiens se préoccupaient très peu de la reconstitution des parois du canal inguinal. Ils extirpaient le sac ; comme cure radicale proprement dite, ils se contentaient de suturer, au devant du cordon, les plans superficiels graisseux et aponévrotiques. Pour eux l'extirpation

---

(1) *British médical journal.* Tome II, p. 1203.
(2) —   —   —   p. 1263.

du sac aussi haut que possible est la seule condition essentielle d'une bonne cure radicale.

L'année 1890 marque une date importante dans l'historique de la cure radicale. C'est au cours de cette année que *Bassini* (1) décrit le procédé qui porte son nom. Il introduit dans la technique un nouveau temps opératoire. Il reconstitue la paroi postérieure en suturant le tendon conjoint, bord inférieur des muscles petit oblique et transverse à la bandelette iléo-pubienne, bord postérieur de l'arcade crurale.

Bassini insiste aussi sur la section de la paroi antérieure du canal inguinal, c'est-à-dire l'aponévrose du grand oblique ; il en fait un des temps de son opération. M. Lucas Championnière hésitait dans ses premières publications à inciser cette aponévrose.

On peut dire que tous les procédés parus depuis ce jour ne sont que des modifications de celui de Bassini.

La même année des communications sont faites par Lauenstein (2) et Trendelenburg (3) au 19º congrès de chirurgie allemande. Ce deuxième auteur insiste surtout sur la transplantation osseuse comme cure radicale, sujet que doit reprendre Kraske trois ans plus tard.

Nous trouvons, en 1891, la communication de *Lucas*

____

(1) Bassini. — *Archives für Klinick*. Chirurgie-90. T. L, p. 429.
(2) Lauenstein. — 19ᵉ congrès de chirurgie allemande.
(3) Trendelenburg. —   —   —

Championnière (1) faite à la société de chirurgie sur la cure radicale de la hernie inguinale chez la femme et en particulier de la hernie congénitale. L'auteur montre que l'on doit faire l'incision la plus élevée possible. Il insiste sur la détermination exacte du ligament rond pour la recherche du sac. Il ne craint pas de réséquer une partie de celui-ci avec le sac.

M. Félizet (2) étudie la cure radicale de la hernie chez l'enfant.

La même année Escher (3) au 20° congrès de la société allemande de chirurgie fait un rapport sur la méthode de Bassini.

En 1893 Schwartz (4) fait au 7° congrès français de chirurgie une communication sur un procédé de cure radicale, l'autoplastie musculaire avec lambeau emprunté à la portion externe du grand droit. C'est la première fois que nous voyons l'autoplastie introduite dans la cure radiale de hernies.

Nous aurons l'occasion de revenir sur ce point dans le chapitre suivant.

Thiriar (5) à la même séance parle de l'utilité d'une transplantation osseuse dans la cure radicale des hernies, n'oublions pas que Trendelenburg avait quelques années auparavant préconisé ce procédé.

---

(1) Lucas-Championnière. — *Bulletin de la société de chirurgie* p. 388.

(2) Félizet. — *La cure radicale des hernies inguinales particulièrement chez les enfants. Paris, 1891.*

(3) Escher. — 20° congrès de la société allemande de chirurgie.

(4) Schwartz. — 7° congrès français de chirurgie, 1893-p. 691.

(5) Thiriar. — 7° congrès français de chirurgie, 1893, p. 691.

AUTEFAGE

A l'étranger Halsted (1) décrit sa méthode : il place le cordon en avant dans le tissu cellulaire sous-cutané, après l'avoir fait sortir par l'angle supéro-externe de la plaie.

Kraske (2) recourt à un procédé qui, semble-t-il, n'est qu'une variante des méthodes de Trendelenburg et Thiriar : un lambeau ostéopériostique est taillé dans le pubis et renversé sur la région inguinale.

L'année 1894 est marquée par une publication importante, la thèse inaugurale de Blaise. Cet auteur après une bonne étude du canal inguinal, décrit l'opération de la cure radicale de la hernie inguinale, telle que la pratique le professeur Berger, son maître : c'est un perfectionnement, une combinaison des deux procédés de Barker et Bassini.

Villar (3) dans le Journal de Médecine de Bordeaux fait paraître une note sur la cure radicale, il reprendra la question plus complètement en 1897.

Poullet (4) dans le Lyon médical revient encore sur l'autoplastie périostique. Mais le lambeau sera fibro-périostique, c'est-à-dire, qu'il comprendra toutes les parties, tous les plans anatomiques qui recouvrent la face antérieure du pubis.

En 1896, Duplay et Cazin (5) redoutant l'élimination des fils de soie employés pour la cure radicale cher-

---

(1) Halsted. — *The adical cure of inguinal hernia in the male. Johns hopkins hop. Bullin*, p. 17.
(2) Kraske. — *Centralblatt für Chirurgie*, 1893, p. 62.
(3) Villar, — *Journal de Médecine de Bordeaux*, 1894, n° 4, p. 40.
(4) Poullet, — *Lyon médical, Paris*, p. 410.
(5) Duplay et Cazin. — *Semaine médicale*, p. 453, 1896.

chent à supprimer l'emploi de tout corps étranger laissé à demeure dans cette opération. Dans un article de la Semaine médicale, 1896, « nouveau procédé de cure radicale des hernies inguinales » ils proposent d'une part de nouer le sac sur lui-même, ils préconisent d'autre part l'emploi de fils d'argent pour le rapprochement des parties molles.

Poullet (1) dans la Gazette des Hôpitaux expose de nouveau sa technique du lambeau fibro-périostique.

Schwartz (2) expose les résultats de ses cures radicales par autoplastie.

A Bordeaux paraît la thèse de Paucot (3) sur la cure radicale de la hernie inguinale par la méthode de Bassini et ses dérivés.

En 1897 Duplay et Cazin (4) reprennent l'étude de leur procédé de cure radicale des hernies inguinales sans fils perdus et donnent de nombreuses observations.

Ces mêmes auteurs reviennent encore sur la même question dans un article de la Semaine médicale « méthode générale de cure radicale des hernies inguinales sans fils perdus ».

Mais dans leurs articles et publications précédents ils reconstituaient la paroi postérieure avec des fils perdus. Par la méthode qu'ils préconisent ils peu-

---

(1) Poullet. — *Gazette des Hôpitaux*, p. 1240, 1896.

(2) Schwartz. — *Journal des praticiens*, p. 513, 1896.

(3) Paucot. — *Thèse de Bordeaux*, 1896.

(4) Duplay et Cazin. — *Archives générales de médecine*, p. 28 et *Semaine médicale*, p. 453, 1897.

vent réaliser avec des fils temporaires le procédé de Bassini.

Nélaton et Ombredanne (1) décrivent dans la Presse Médicale un nouveau procédé du cure radicale qu'ils nomment le passage transpubien du cordon.

Jonnesco (2) au congrès de Moscou fait une communication sur un procédé de cure radicale des hernies inguinales sans fils perdus. Il place des fils d'argent qui accolent les parois du canal inguinal par-dessus le cordon. On obtient ainsi la disparition du canal inguinal normal.

Villar (3) dans une communication au Congrès Français de chirurgie expose une modification qui doit être opposée au procédé de Bassini. Elle consiste à placer le cordon derrière le paroi abdominale car on peut ainsi détruire le canal inguinal et supprimer l'orifice profond.

Defontaine (4) publie un article dans les Archives provinciales de chirurgie : les procédés de cure radicale des hernies sans fils perdus.

Schwartz (5) rapporte dans le Journal des praticiens, une nouvelle série d'observations de cure radicale par autoplasie musculaire.

Aguilar (6) dans la Médecine moderne fait paraî-

(1) Nélaton et Ombredanne. — *Presse médicale*, 1897, p. 50, T. II.
(2) Jonnesco. — Congrès de Moscou, 1897.
(3) Villar. — Congrès Français de chirurgie, 1897.
(4) Defontaine. — *Archives provinciales de chirurgie* T. VI. p. 81, 1897.
(5) Schwartz. — *Journal des praticiens*, T. XI. p. 113, 1897.
(6) Aguilar. — *Médecine moderne*, 1897, p. 420.

tre une note : « une nouvelle méthode de la cure
radicale des hernies inguinales ».

Son opération consiste à supprimer à la fois l'orifice inguinal profond et le trajet intermusculaire du
canal inguinal en adossant le cordon au péritoine
pariétal et en rétrécissant l'anneau inguinal externe
jusqu'à ses dimensions normales.

Ce procédé se rapproche de ce que Villar a communiqué la même année au Congrès de chirurgie.

Nous donnerons de nombreuses observations de
hernies opérées par ce procédé.

Enfin, dans la même année, paraissent deux nouvelles thèses sur la cure radicale de la hernie inguinale.

La thèse de Payot « sur un nouveau procédé de
la cure radicale des hernies inguinales. » Paris 97.

La thèse de Blum « de la cure radicale de la
hernie non étranglée chez le nourrisson. » Nancy
1897.

En 1898, Mr Jean-Louis Faure (1) fait paraître un
article dans la Presse médicale : « sur un nouveau
procédé de cure des hernies sans fils perdus. » Il
modifie la technique exposée l'année précédente
par Duplay et Cazin. Après avoir isolé le sac aussi
haut que possible jusqu'à l'orifice interne du canal
inguinal, il le fend en longueur et les deux lanières
qui résultent servent à rapprocher les piliers l'un
de l'autre.

Dans la Revue de gynécologie et chirurgie abdo-

______

(1) J.-L. Faure. — *Presse médicale*, T. I. p. 49, 1898.

minale paraît un article de Broca (1) : « Technique
de la cure radicale de la hernie inguinale oblique
externe. »

M. Lapeyre (2) publie une note dans la Presse
médicale sur l'utilisation des ligaments ronds dans
la cure radicale de la hernie inguinale suivant la
technique déjà préconisée par Faure dans le même
journal.

Cette même année paraissent différentes thèses
sur le sujet qui nous intéresse.

Bonnet, thèse Paris : « de la cure radicale de la
hernie inguinale non étranglée chez l'enfant »,
décrit l'opération telle que la pratiquent MM. Jalaguier et Broca, ses maîtres.

Dezon, thèse Paris « de la cure radicale des hernies inguinales sans fils perdus. »

Girou, thèse de Bordeaux « cure radicale des hernies inguinales sans fils perdus. »

On voit donc que cette question des fils perdus
préoccupe au plus haut point les chirurgiens qui
trouvent que les fils de soie laissés dans la paroi peuvent déterminer des complications septiques.

Toutefois cette question de fils perdus perdra
bientôt de son intérêt en raison des nombreux per-
fectionnements apportés à la stérilisation du catgut.

Enfin la thèse de Reille, Paris 1898.

« Cure radicale de la hernie inguinale par le pro-

---

(1) Broca. — *Revue de gynécologie et chirurgie*, obs. 1898, p. 287.
(2) Lapeyre. — *Presse médicale*, TII, p. 173. 1898.

cédé de l'abaissement mis en usage par le
Dr Schwartz. »

En 1899 une importante communication est faite à
la Société de chirurgie, par notre maître le Docteur
Monod (1) au nom de M. Vanverts.

Cet auteur a appliqué à la suture des parois inguinales un procédé de réunion qu'il a vu employer par
son maître, M. Monod, pour fermer les plaies de
laparatomie. Il laisse le cordon en arrière, il réunit
au devant de lui en bloc tous les tissus: muscles,
aponévroses, peau qui constituent le canal inguinal
ou le recouvrent et cela avec des crins de Florence.

La même année paraissaient deux thèses :

La thèse de Malpasse à Paris. « Etude historique
et opératoire de la hernie inguinale. »

La thèse de Fauconpré à Lyon. « Cure radicale des
hernies inguinales et crurales par le procédé Duplay-
Cazin. »

En 1900 au congrès international de Paris on
entend de nombreuses communications sur le sujet
qui nous intéresse.

Phelps (2) de New-York, propose une nouvelle
méthode de cure radicale. Il fait une suture continue au fil d'argent très mince qui s'enkyste et que
le malade garde jusqu'à la fin de la vie. Il oblitère
entièrement le canal et amène le cordon au-dessous
de la peau.

---

(1) Monod et Vanverts. Société de chirurgie, 1899, p. 813.
(2) Phelps. — Congrès de chirurgie 1900.

(1) Girard de Berne propose la technique suivante : tout d'abord la suture du bord inférieur du petit oblique à l'arcade crurale comme dans le procédé de Bassini, mais sans déplacement du cordon.

En second lieu, imbrication des deux bords de section de l'aponévrose du grand oblique. Le bord supérieur étant d'abord suturé à l'arcade, le bord inférieur étant ensuite rabattu par dessus et suturé également.

(2) M. Schwartz fait une communication sur les résultats éloignés de la cure radicale des hernies inguinales et crurales par le procédé de la myoplastie.

(3) Enfin M. Morestin fait une communication sur le traitement des hernies par glissement du gros intestin.

Il essaye de libérer l'intestin par voie de décollement en ménageant ses moyens de nutrition. Il refait le mésocôlon, fixe la base de celui-ci à l'aponévrose iliaque à la partie la plus reculée de la fosse iliaque.

Cette même année paraît la thèse de Buffnoir : « Cure radicale de la hernie inguinale par le procédé myoplastique. Résultats éloignés. »

En 1901 M. Lucas Championnière (4) rapportant 839 cas de hernies inguinales reproche au procédé Bassini « de n'avoir pour résister à l'effort abdominal que deux cicatrices en ligne, superposées juste

---

(1) Girard. — Congrès de Chirurgie, 1900.
(2) Schwartz   —   —
(3) Morestin   —   —
(4) Lucas Championnière. — *Journal de médecine et de chirurgie* 1901, p. 242.

l'une au devant de l'autre ». Il décrit ensuite son procédé de réfection des parois, qui consiste uniquement dans l'imbrication de la paroi antérieure.

La même année paraît dans la Revue de chirurgie un article de Le Dentu (1) exposant son procédé que nous décrirons tout à l'heure.

Dans une note insérée dans la Presse Médicale, Crosti (2), élève de Bassini, constate que la plupart des chirurgiens pratiquent défectueusement l'opération de Bassini. Il faut, au moyen d'écartements larges et aigus faire maintenir en bas le lambeau inférieur, en haut le lambeau supérieur de l'aponévrose du grand oblique; ce qui facilite la dissection de la gouttière formée par le ligament de Poupart. D'autre part il faut détacher, en disséquant le bord externe du grand droit, le transverse, le petit oblique et le fascia de Cooper de l'aponévrose du grand oblique. On peut ainsi refaire une bonne paroi postérieure en réunissant ces deux sortes d'éléments avec une bonne suture à points séparés.

En 1902 paraît un article du professeur Berger (3) sur la hernie inguinale interstitielle. L'auteur préconise pour la cure radicale de la hernie un procédé qu'il emploie souvent quand il a à traiter des hernies inguinales de faiblesse, particulièrement des hernies directes.

M. le professeur Berger avait fait aussi l'an d'avant

____

(1) Le Dentu. — *Revue de chirurgie* 1901, p. 131.
(2) Crosti. — *Presse médicale* 1901. T. II, p. 189.
(3) Berger. — *Revue de chirugie* 1902, P. 1. Congrès de chirurgie 1901.

une communication au Congrès de chirurgie sur le même procédé.

Au congrès de chirurgie 1902 paraissent deux communications :

L'une est de Poullet (1) de Lyon, elle a pour titre :

« Traitement opératoire des hernies sans ouverture du péritoine. »

L'auteur conseille après avoir isolé le collet du sac et s'être assuré de la réduction complète de tout son contenu, de passer avec une aiguille fine un fil d'argent à travers le collet, les deux chefs sont passés de dedans en dehors dans la partie inférieure du trajet inguinal.

Il fait ainsi une sorte de bandage sous-cutané et définitif.

L'autre communication est de Bégouin (2) de Bordeaux.

L'auteur conseille de mettre le cordon en arrière de la paroi reconstituée en un seul plan.

En 1903, dans la Presse Médicale paraît une note de Rochard (3) ; ce chirurgien défend le procédé de Bassini, et signale un nouveau procédé de cure radicale de hernie préconisé par Halsted (4). Cet auteur ne touche pas au cordon et refait par dessus un plan solide de tissus en se servant du crémaster qu'il suture d'abord au petit oblique soulevé ; puis

---

(1) Poullet. — Congrès de chirurgie 1902.
(2) Bégouin. — Congrès de chirurgie 1902.
(3) Rochard. — *Revue médicale* 1903, p. 824.
(4) Halsted. — *Of the Johns Hopkins Hospital*, août 1903.

lo petit oblique est attiré par dessus et suturé à l'arcade de Fallope. Enfin l'aponévrose du grand oblique vient se placer sur ces plans musculaires en croisant ses deux feuillets l'un sur l'autre.

CHAPITRE II

Classification des procédés de la cure radicale de hernie inguinale

L'historique de la cure radicale de la hernie inguinale montre combien sont nombreux les procédés employés. Nous ne nous occuperons que des procédés employés depuis l'ère antiseptique. La meilleure division est celle de notre maître M. le Dʳ Monod dans son article « cure radicale de la hernie inguinale » du traité de technique opératoire. Les procédés diffèrent entre eux, soit par les modes divers de traitement du sac, soit par les modes divers de réfection de la paroi abdominale.

Iº Modes divers de traitement du sac.

Tantôt le sac est lié au niveau de son collet et excisé, tantôt le sac est conservé.

A. — Procédés qui conservent le sac.

1º Le sac est tordu sur lui-même, *Ball, 1884.* On imprime au sac un mouvement de torsion sur lui-même après l'avoir saisi avec une pince. Une forte ligature est placée autour du collet. Le collet est encore traversé par deux points de suture qui vont prendre d'autre part les piliers inguinaux et maintiennent la torsion.

2° Le sac pelotonné sur lui-même. *Macewen*, 1887.

Le sac est replié sur lui-même un certain nombre de fois et traversé de son pédicule vers son fond par un fil qui maintient le pelotonnement. Le sac forme ainsi une sorte de bouchon au niveau de l'anneau inguinal profond.

3° Le sac est noué sur lui-même. *Duplay-Cazin* 1896-97.

Le chirurgien fait avec le sac un nœud qu'il serre seulement après l'avoir fait remonter le plus haut possible au ras de l'orifice inguinal profond. Pour empêcher le nœud de se desserrer on peut faire, quand le sac est assez long, un second, un troisième nœud par dessus le premier. On peut aussi fendre le sac en deux dans sa longueur et nouer ensemble les deux chefs ainsi formés. On peut enfin passer l'un des deux chefs à travers un orifice pratiqué dans l'autre.

4° Le sac est fendu en deux moitiés qui servent sous forme de lanières à rapprocher les parois du canal inguinal. *J.-L. Faure.*

Le sac disséqué est fendu en deux moitiés dans le sens de sa longueur. Ces deux lambeaux sont réunis par un double nœud qui ferme le péritoine. Ils servent ensuite au rapprochement des parois postérieure et antérieure.

B. — Procédés qui enlèvent le sac.

1° Ablation simple du sac.

Le sac disséqué est noué le plus haut possible au niveau de son collet puis excisé, c'est le procédé le plus fréquemment employé.

Rappelons que c'est M. *Lucas Championnière* qui a le premier préconisé cette méthode.

2° Rebroussement et fixation du collet du sac à la paroi abdominale. *Barker*.

Les deux chefs du fil qui a servi à nouer le collet du sac sont passés à travers la paroi abdominale et noués en avant de l'aponévrose du grand oblique.

3° Fermeture du sac sans ligature perdue. *Jonnesco*, On traverse le pédicule du sac à l'aide des fils enlevables qui servent à reconstituer la paroi inguinale.

4° Procédé de la transposition de *Kocher* (1).

Ce chirurgien n'incise pas la paroi antérieure du canal inguinal.

Le sac une fois libre il fait, sur l'aponévrose du grand oblique une petite incision par laquelle il introduit une pince. Il va saisir avec celle-ci le sac qu'il attire et fait ressortir hors du canal par l'orifice ainsi formé.

5° Le sac est enlevé sans l'ouvrir. *Poullet*.

Le chirurgien a décrit son manuel opératoire dans une communication au Congrès de chirurgie 1902: nous en avons parlé au moment de l'historique.

II. — Modes divers de réfection des parois.

Tantôt les parois du canal inguinal sont suturées.

(1) Kocher. — Zur Radical der Hernien 1892.

Tantôt on emprunte au malade lui-même des lambeaux musculaires, fibreux ou ostéopériostiques.

A. — Suture des parois inguinales.

Ici encore une division.

Il est des procédés à fils perdus, des procédés à fils enlevables.

1′ Procédés à fils perdus.

1″ Simple suture de l'aponévrose du grand oblique.

1ª Imbrication des deux lèvres de l'aponévrose du grand oblique. C'est le procédé de *Championnière* bien décrit par cet auteur dans le Journal de médecine et de chirurgie pratique, 1901, p. 241.

Il place sur le bord du lambeau externe 4 à 5 fils en U qui sont conduits le plus loin possible sous le lambeau interne. Quand on serrera, ils entraîneront ce 1ᵉʳ lambeau sous le 2ᵐᵉ. Puis, comme le lambeau interne pourrait se recroqueviller, pour le forcer à s'étaler au devant du lambeau externe, le chirurgien place sur la paroi antérieure et en dehors des fils superficiels simples qui sont d'autre part fixés au bord du lambeau interne.

2º C'est encore le procédé employé chez l'enfant en bas âge. *M. Bonnet,* thèse de Paris 1898 : « cure radicale de la hernie non étranglée chez l'enfant en bas âge », décrit l'opération telle que la pratiquent ses maîtres MM. Jalaguier et Broca.

Nous citons : « MM. Jalaguier et Broca n'ont pas recours aux procédés compliqués de Barker et de Bassini. Ils prennent toute l'épaisseur de la paroi musculaire aponévrique en passant au-devant du cordon.

3° On peut faire rentrer encore dans cette catégorie le procédé de *Le Dentu* exposé par cet auteur « Revue de chirurgie 1900, p. 730. »

Ce chirurgien commence d'abord par enlever le sac selon le procédé de Kocher que nous avons déjà exposé. Il n'incise par conséquent pas la paroi antérieure du canal inguinal. Il introduit l'index de la main gauche face palmaire tournée en haut dans le trajet inguinal entre la paroi antérieure de ce dernier et le cordon spermatique. En soulevant énergiquement cette paroi antérieure il tend des deux côtés le muscle grand oblique. Il passe alors des anses de fils dans un plan perpendiculaire à celui du canal, l'anse se trouve en dedans par rapport au canal, les deux bouts émergent par son côté externe, il serre les fils, un large pli est ainsi constitué. Son arête sera embrochée par les fils de la suture cutanée.

2°" Restauration d'une paroi postérieure.

Ce procédé comporte plusieurs variantes selon que le cordon est placé entre les deux parois antérieure et postérieure, en avant des deux parois dans le tissu cellulaire sous cutané, en arrière dans le tissu cellulaire sous-péritonéal.

1° le cordon est placé entre les deux parois.

Le type de ce procédé est celui de *Bassini*, trop connu pour que nous y insistions longtemps. Rappelons simplement qu'on fixe par plusieurs points, généralement trois points de suture, le bord inférieur des muscles, petit oblique et transverse et le tendon conjoint à la lèvre postérieure de l'arcade crurale ou bandelette iléo-pubienne. Le cordon est placé au devant de cette paroi. Au devant du cordon on suture les deux bords de section de l'aponévrose du grand oblique.

Le procédé du professeur *Berger* décrit dans la Revue de chirurgie 1902 « La hernie inguino-interstitielle et son traitement par la cure radicale » entre dans cette classe de procédés.

Le professeur Berger après avoir fait une paroi postérieure en arrière du cordon comme dans le procédé de Bassini, consolide la paroi antérieure au devant du cordon en se servant de l'aponévrose du muscle grand droit et de ce muscle lui-même. Pour cela il incise longitudinalement sur une étendue de 8 à 10 cent. la gaine du muscle grand droit. Il re nit la lèvre externe de l'incision de la gaine du grand droit au bord supérieur de l'arcade. Il suture ensuite la lèvre externe de l'incision de l'aponévrose du grand oblique à la lèvre interne du grand droit. Il suture enfin la lèvre interne de l'incision du grand oblique à l'arcade.

2° Le cordon est placé en avant dans le tissu cellulaire sous-cutané.

C'est le procédé *de Halsted 1893*.

Nous avons vu que *Philps*, de New-York, avait de nouveau préconisé cette méthode au Congrès de chirurgie de 1900.

3° Le cordon est placé dans le tissu cellulaire sous-péritonéal.

C'est le procédé que nous avons employé le plus souvent dans nos cures radicales. Nous nous étendrons plus longuement dans le chapitre suivant sur ce procédé.

Il fut d'abord réalisé par *Macewen*, 1887, de la façon suivante : une anse de fort catgut est passée à travers le tendon conjoint en dedans de l'anneau interne de telle sorte que le plein de cette anse se trouve dans le tissu cellulaire sous-péritonéal et que les chefs émergent dans le trajet inguinal. Ils sont ramenés en avant du cordon, passés au travers de l'aponévrose du grand oblique et de son insertion à l'arcade, enfin serrés et fixés ensemble par un nœud au devant de cette aponévrose.

Villar dans le Journal de médecine de Bordeaux en 1894, au congrès de chirurgie de 1897 a préconisé ce procédé qui consiste à placer le cordon derrière la paroi abdominale, détruire ainsi le canal inguinal et supprimer l'orifice profond.

Aguilar à décrit ce procédé dans une note parue dans la Médecine moderne, 1897.

C'est encore le procédé que présentent *MM. Monod et Vanverts* à la Société de chirurgie, 1899. Il faut dire toutefois que ces auteurs emploient des crins de Florence. Ce procédé rentre alors dans la classe de ceux à fils enlevables.

Girard de Berne préconise au Congrès de chirurgie, 1900, une technique qui se rapproche beaucoup de ce procédé, de même *Begouin* de Bordeaux au Congrès de 1902.

2° Procédés à fils enlevables.

1° Le procédé de Bassini est réalisé *par une suture à fils enlevables*, c'est le procédé de *Duplay* et *Cazin*. Il a été exposé par ces chirurgiens dans un article de la Semaine médicale 1897, p. 465. Pour faire les sutures profondes, l'aiguille pénètre dans la peau à 2 cent. au moins au dessous de la lèvre inférieure de l'incision cutanée. Elle traverse les parties molles, l'arcade crurale, de l'autre côté elle perfore d'arrière en avant le tendon conjoint. Elle est chargée d'un fil d'argent ou d'un crin. A 1 cent. en dedans de son point d'entrée, l'aiguille est de nouveau passée à travers les mêmes couches et armée du second chef. Ainsi est placé le premier fil profond en U. Deux ou trois autres fils ainsi disposés en U sont placés les uns à côté des autres.

Pour les sutures superficielles on fait une suture en masse de tous les tissus situés en avant du cordon.

2° Le cordon est laissé dans le tissu cellulaire sous-péritonéal.

On fait une suture en masse au-devant du cordon avec des fils enlevables.

C'est le procédé de *MM. Monod et Vanverts.*

Ils placent une série de crins qui réunissent en bloc au devant du cordon, la peau, le tissu cellulaire, les deux lèvres de l'aponévrose du grand oblique, l'arcade crurale, les muscles petit oblique et transverse. Les fils sont enlevés du 9° au 12° jour.

Le procédé *Jonnesco* décrit par cet auteur au congrès de Moscou, 1897, se rapproche beaucoup de ce procédé si ce n'est que les fils d'argent sont placés en U au devant du cordon. Il accole les parois du canal inguinal au devant du cordon et obtient ainsi la disparition du canal inguinal normal.

B. — Autoplastie.

Les autoplasties proposées pour la cure radicale des hernies inguinales peuvent être musculaires, fibro-périostiques, ostéo-périostiques.

1° Autoplasties musculaires.

C'est M. le Dr *Schwartz* qui a été le propagateur de cette méthode de cure radicale. Il l'a défendue au 7° congrès français de chirurgie, 1893, dans le Journal des praticiens, 1896, p. 513 et 1897, p. 113.

Il a fait encore une nouvelle communication sur son procédé au Congrès de chirurgie, 1900: La thèse de son élève *Bufnoir* décrit son manuel opératoire.

On ouvre la gaîne du grand droit. On sépare du muscle un lambeau qui comprend à peu près la moitié de son épaisseur et qui a 5 à 6 cm. de long. Ce lambeau est disséqué à la sonde cannelée, puis sectionné transversalement. Il est renversé en dehors, engagé derrière le pilier interne. Par quelques points de suture, on le fixe à la paroi postérieure, on referme la gaîne du muscle grand droit. On rapproche au devant du lambeau musculaire les bords de l'incision de la paroi antérieure du canal inguinal.

2° Autoplastie ostéo-périostique,

Ce procédé a été préconisé par *Lauenstein* et *Trendelenburg* en 1890, au 19° congrès de chirurgie allemande. Il a été repris par *Thiriar* en 1893, au 7° congrès de chirurgie.

Kraske, la même année, dans le Centralblatt a défendu de nouveau ce procédé.

Tous ces auteurs taillent dans le pubis un lambeau ostéo-périostique et le renversent sur la région inguinale.

3° Autoplastie fibro-périostique.

Ce nouveau procédé a été préconisé par *Poullet*. Lyon médical, 1894.

L'auteur propose de renverser sur la région inguinale un lambeau qui comprendra tous les plans anatomiques qui recouvrent la face antérieure du pubis.

Ce procédé est de nouveau exposé par ce chirurgien dans la Gazette des hôpitaux, 1896.

III. On crée pour le cordon un trajet artificiel.

Nous pouvons enfin ranger dans une dernière classe les procédés qui créent de toutes pièces un nouveau trajet au cordon.

1° *Procédé de Nélaton et Ombredanne.*

Il est exposé par ces auteurs dans la Presse Médicale, 1897. Au moyen d'une pince emporte-pièce spéciale on enlève d'un seul coup dans le corps du pubis une rondelle osseuse, grande comme une pièce de un centime. Avec la scie à chaîne on sectionne le pont osseux sus-jacent à son extrémité interne. Ce pont est relevé en dehors sur sa charnière aponévrotique avec une pince à séquestre. Le cordon est couché dans le tissu adipeux prévésical, puis au fond de la nouvelle gouttière osseuse pubienne. Le pont osseux est rabattu par dessus et maintenu par un point de catgut.

2° *Procédé de Wolfler*.

Ce chirurgien après l'ablation du sac, fait sortir le testicule et la vaginale du scrotum. Puis quand le testicule ne tient plus que par le cordon, il ouvre la gaîne du grand droit de l'abdomen, décolle la face postérieure de ce muscle et fait passer le testicule derrière ce muscle entre sa face postérieure et sa gaîne fibreuse pour le faire ressortir au bord interne du même muscle il le replace ensuite dans le scrotum.

CHAPITRE III

Valeur comparée des différents procédés de cure radicale de hernie inguinale

Pour nous rendre compte de la valeur de ces différents procédés, nous avons examiné des malades opérés de cure radicale de hernie inguinale depuis 1 an ou 2 dans le service du Dr Monod.

Nous disons tout de suite que le procédé qui paraît avoir donné les résultats les meilleurs et, d'autre part, qui nous semble d'exécution le plus simple est le procédé qui consiste à placer le cordon dans le tissu cellulaire sous-péritonéal. On met en avant de lui les différents plans de la paroi : tendon conjoint et bandelette iléopubienne, les deux lèvres de l'aponévrose du grand oblique.

C'est le procédé qui a été préconisé, nous l'avons vu tout à l'heure, par M. Villar de Bordeaux, en 1894 et 1897, par Aquilar en 1897, par Girard de Berne en 1900, par Begouin de Bordeaux en 1902. On peut lui décrire 5 temps.

1º *Incision des parties molles* recouvrant la hernie.

1º′ Incision de la peau et du tissu cellulaire sous-cutané.

Nous insisterons peu sur le premier temps opératoire. Rappelons seulement que l'incision doit être élévée pour tomber sûrement sur l'anneau inguinal superficiel et la partie antérieure du canal inguinal.

2º′ Incision de l'aponévrose du grand oblique.

Cette incision peut être faite à main levée, sans se servir de la sonde cannelée enfoncée dans le canal inguinal comme guide. On pourra prendre avec deux pinces de Kocher l'aponévrose du grand oblique. On introduit une branche des deux pinces dans le canal inguinal, l'autre branche reste en avant. On sectionne l'aponévrose entre les pinces.

2º *Recherche. Ouverture du sac.*

On reconnaît le sac à son aspect blanchâtre, tranchant sur la coloration des autres éléments du cordon. On doit le chercher de préférence à la partie supérieure de la plaie, près de l'anneau profond. Pour l'ouvrir, on peut inciser au bistouri un pli fait à ce sac et soulevé par deux pinces hémostatiques. On reconnaît qu'il est ouvert quand on aperçoit la surface interne lisse et brillante.

3º *Traitement du contenu du sac.*

Si le sac contient de l'intestin on rentre celui-ci.

Si le sac contient de l'épiploon on résèque ce dernier.

Nous insistons peu sur les manœuvres opératoires si souvent décrites.

4° *Traitement du sac.*

On le dissèque en s'aidant d'une compresse qui permet de le séparer des autres éléments du cordon.

On le lie à sa base après avoir passé un catgut au niveau de son collet. On le résèque à quelques millimètres au-dessous du nœud, on peut à ce moment pratiquer la manœuvre de Baker qui consiste à fixer, à la paroi, les deux chefs du catgut qui enserre le collet du sac.

5° *Restauration de la paroi abdominale.*

Nous nous permettons d'insister davantage sur ce temps qui forme la partie fondamentale du procédé que nous décrivons.

1° Restauration d'une *paroi musculaire au-devant du cordon.*

Le cordon dont on a enlevé le sac est replacé dans le fond de la plaie. On dénude à la sonde cannelée le bord inférieur des muscles petit oblique et transverse dont la réunion forme le tendon conjoint. On est souvent obligé d'aller chercher très haut le bord inférieur de ces deux muscles.

On met une pince de Kocher sur le milieu du tendon conjoint.

On dénude de même avec la sonde cannelée l'arcade fémorale que l'on voit dans la partie tout à fait inférieure de la plaie, faisant suite à la lèvre inférieure de l'incision de l'aponévrose du grand oblique. On met de même une pince de Kocher sur le milieu de l'arcade fémorale.

Ces deux pinces de Kocher, celle qui repaire le tendon conjoint, celle qui repaire l'arcade vont servir de jalons pour la restauration d'une paroi musculaire au-devant du cordon,

A cet effet on passe avec une aiguille mousse dans le tendon conjoint ou le bord inférieur des muscles petit oblique et transverse, trois anses de catgut, le premier à 1 ou 2 cm. au-dessus et en dehors de la pince Kocher.

le 2e à la hauteur de celui-ci.

le 3° enfin au-dessous et en dedans d'elle.

Les chefs inférieurs de ces trois anses de catgut seront pris d'autre part par l'aiguille et passés à travers l'arcade crurale.

le 1er au-dessus en dehors de la pince Kocher qui jalonne l'arcade fémorale.

le 2e à la hauteur de la pince.

le 3e au-dessous et en dedans d'elle.

Il ne reste plus alors qu'à enlever les pinces, à nouer les fils de catgut ; le tendon conjoint s'adosse ainsi à l'arcade fémorale. Un rideau musculaire a été abaissé au-devant du cordon qui est laissé en arrière dans le fond de la plaie dans le tissu cellulaire sous-péritonéal. Trois fils de catgut suffisent généralement pour former cette paroi musculaire.

2° Restauration d'une *paroi aponévrotique au-devant du cordon*.

Il s'agit avec un surjet de catgut de réunir les

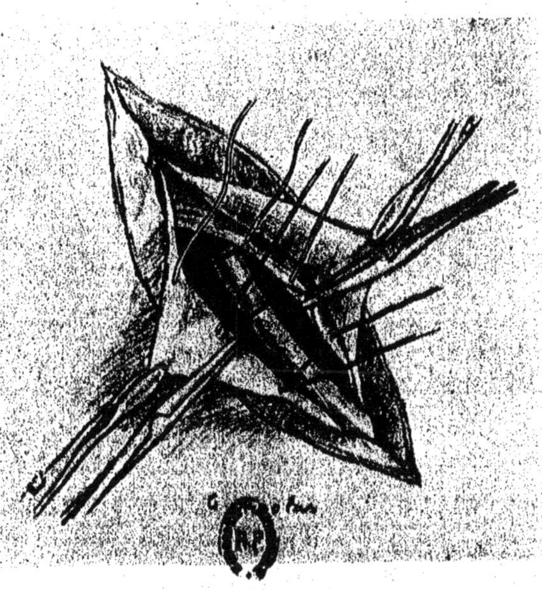

PLANCHE 1

deux lèvres de la section de l'aponévrose du grand oblique.

On prendra toutefois la précaution de passer les fils à une certaine distance au-delà de celle-ci, de façon à avoir une cicatrice assez épaisse. On pourrait faire chevaucher l'une devant l'autre, les deux lèvres aponévrotiques comme le recommande Championnière. On peut enfin solidariser cette paroi aponévrotique avec la précédente, prendre dans le surjet de l'aponévrose du grand oblique la paroi musculaire qu'on vient de refaire.

3o′ Sutures cutanées.

Elles peuvent être faites à l'aide de trois crins profonds qui vont prendre la peau à peu de distance du bord de section et qui d'autre part dans le fond, embrochent la suture de l'aponévrose du grand oblique.

Nous rapportons 19 observations de hernies inguinales dans lesquelles la cure radicale fut pratiquée selon le procédé que nous venons de décrire (Obs. de 1 à 19). Les opérés ont été revus par nous, dans un espace de deux ans à six mois après l'intervention. Comme on pourra le voir, aucun cas n'a récidivé. Lorsque six mois sont écoulés après la cure radicale et que le malade, se livrant à des travaux pénibles sans porter de bandage, reste guéri, il nous semble que la guérison peut être considérée comme définitive.

Nous donnons, d'autre part, 46 observations de hernies inguinales opérées suivant la méthode de

Bassini (Obs. de 20 à 65). Comme dans le cas précédent, les malades ont été revus par nous dans un espace de 2 ans à 6 mois après l'intervention. Nous avons constaté 4 cas de récidive, (Obs. 25-43-47-57.)

Hâtons-nous de dire que parmi ces derniers on voyait signalé par l'opérateur dans le compte rendu de l'intervention la mention suivante « mauvaise paroi ».

Malgré tout hous n'hésitons pas à considérer le procédé que nous avons décrit comme supérieur au Bassini et cela pour plusieurs raisons.

La 1re opération est plus simple. On supprime en effet le temps qui consiste à sous-tendre le cordon avec une compresse, pour refaire la paroi postérieure.

La 2me : les 2 parois musculaires et aponévrotiques que l'on place en avant du cordon sont solidaires l'une de l'autre, tandis que dans le Bassini, la reconstitution d'une paroi postérieure ne se fait jamais qu'au détriment de la paroi antérieure et inversement.

3° On constate que le cordon est matelassé en avant par une cicatrice fibreuse beaucoup plus épaisse que celle de Bassini.

4° Wolfler a signalé après le Bassini l'existence d'atrophie testiculaire qu'il attribue à la compression du cordon. C'est là un point très important qui doit être envisagé, on le conçoit dans le choix d'une technique opératoire. Dans le procédé que nous avons préconisé, on n'aura pas à craindre cette complication.

Nous donnons aussi les résultats de hernies

inguinales opérées selon la technique exposée par MM. Monod et Vanverts (Obs. de 65 à 75). Les malades comme dans les observations précédentes ont été revus un temps variable après leur opération. Sur 10 observations, nous constatons une seule récidive. Il s'agissait d'un homme possédant de mauvaises parois, porteur de hernie du gros-intestin (Obs. 70).

OBSERVATIONS

Hernies inguinales

I Cure radicale en reconstituant une paroi en 2 plans au-devant du cordon

OBSERVATION I

*Hernie inguinale gauche opérée le 26 juin 1903 par M. Autefage,
interne du Dr Monod. — Cure radicale en refaisant la paroi
en deux plans au-devant du cordon.*

C. D..., 30 ans, charretier, est atteint d'une hernie inguinale gauche depuis deux ans. Elle ne dépasse pas l'anneau
inguinal extérieur. Cet anneau est très dilaté.

Opération le 26 juin 1903. — Résection du sac. Rebroussement du collet du sac selon le procédé de Barker.

Cure radicale en suturant d'une part le bord inférieur des
muscles petit oblique et transverse à l'arcade fémorale, d'autre part les deux lèvres de l'aponévrose du grand oblique.

Résultats — Le malade a été revu vers la fin du mois de
mars 1905. Il n'a pas porté de bandage depuis son opération,
on sent une très bonne cicatrice très épaisse formant un plan
résistant au-devant du cordon ; la hernie ne s'est pas reproduite.

OBSERVATION II

Hernie inguinale congénitale gauche opérée le 7 juillet 1903 par
par M. Autefage, interne du Dr Monod. — Cure radicale en
refaisant une paroi en deux plans au-devant du cordon.

B. E..., 25 ans, employé de commerce, est atteint depuis
une quinzaine d'années d'une hernie inguinale gauche, dont
le volume a augmenté peu à peu. Elle descend jusqu'au fond
des bourses. Elle est complètement réductible.

Opération le 7 juillet 1903. — Résection d'un sac se continuant avec la vaginale, rebroussement du collet du sac selon
le procédé de Barker.

Cure radicale en suturant d'une part le bord inférieur des
muscles petit oblique et transverse à l'arcade fémorale, d'autre
part les deux lèvres de l'aponévrose du grand oblique entre
elles.

Résultats. — Le malade a été revu vers la fin du mois de
mars 1905, la hernie ne s'est pas reproduite, le malade n'a pas
porté de bandage. On sent une excellente cicatrice, épaisse
et résistante au-devant du cordon.

OBSERVATION III

Hernie inguinale gauche opérée le 8 juillet 1903 par M. Aute-
fage, interne de M. le Dr Monod. — Cure radicale en refai-
sant une paroi en deux plans au-devant du cordon.

B. G..., 60 ans, lamineur, est porteur d'une hernie inguinale gauche depuis 8 ans, elle est grosse comme un œuf, elle
dépasse l'orifice extérieur de l'anneau inguinal et gêne beaucoup le malade qui porte un bandage.

Opération le 8 juillet 1903. — Résection du sac. Cure radicale en suturant d'une part le bord inférieur des muscles petit oblique et transverse à l'arcade fémorale, d'autre part les deux lèvres de section de l'aponévrose du grand oblique entre elles.

Résultats. — Le malade a été revu vers la fin du mois de mars 1905, il n'a pas porté de bandage depuis son opération, il a une bonne cicatrice, épaisse et résistante au-devant du cordon.

OBSERVATION IV

Hernie inguinale congénitale droite opérée le 16 juillet 1903 par M. Autefage, interne de M. le D Monod. — Cure radicale en refaisant une paroi en deux plans au-devant du cordon.*

D. A.... 17 ans, cuisinier, est atteint d'une hernie inguinale droite depuis 5 ans. Depuis le début il porte un bandage. Cette hernie est grosse comme un œuf et descend jusqu'au fond des bourses quand le malade enlève son bandage. Elle lui donne de fréquentes coliques.

Opération le 16 juillet 1903. — Résection d'un sac se continuant avec la vaginale. Cure radicale en suturant d'une part le bord inférieur des muscles petit oblique et transverse à l'arcade fémorale, d'autre part les deux lèvres de section de l'aponévrose du grand oblique entre elles.

Résultats. — Le malade a été revu vers la fin du mois de mars 1905. Il n'a plus souffert depuis son opération. Il a une bonne cicatrice au-devant du cordon. Il n'a pas porté de bandage.

OBSERVATION V

Hernie inguinale double opérée le 22 juillet 1903, par M. Aute-
fage interne du D Monod. — Cure radicale en refaisant*
une paroi en deux plans au-devant du cordon.

B. C..., 24 ans, garçon boucher, est atteint d'une hernie
inguinale droite depuis 5 ans. Elle s'est développée peu à
peu, elle dépasse l'orifice extérieure du canal inguinal. Elle
est grosse comme un œuf.

Le malade porte un bandage de ce côté. Du côté gauche on
constate que l'anneau inguinal est très dilaté. Il existe une
pointe de hernie.

Opération. — De deux côtés résection du sac. Cure radicale en suturant d'une part le bord inférieur des muscles petit
oblique et transverse à l'arcade fémorale, d'autre part, les
deux lèvres de section de l'aponévrose du grand oblique entre
elles.

Résultats. — Le malade a été revu vers la fin du mois de
mars 1905. Il a une cicatrice aussi bonne d'un côté que de
l'autre. Elles sont toutes deux très épaisses, on ne constate
aucune impulsion au moment de la toux.

OBSERVATION VI

Hernie inguinale gauche opérée le 23 juillet 1903, par M. Aute-
fage, interne du D Monod. — Cure radicale en reconstituant*
une paroi en deux plans au-devant du cordon.

S. P..., 41 ans, journalier, est porteur d'une hernie depuis
7 ans. Elle est incomplètement réductible et donne de fréquentes coliques au malade.

Opération. — Ouverture du sac. Résection d'une masse

épiploïque adhérente inférieurement au fond du sac. Résection du sac. Cure radicale en suturant le bord inférieur des muscles petit oblique et transverse à l'arcade, et les deux lèvres de section de l'aponévrose du grand oblique entre elles.

Résultats. — Le malade a été revu vers la fin du mois de mars 1905. La hernie ne s'est pas reproduite, il existe une excellente cicatrice.

OBSERVATION VII

Hernie inguinale gauche opérée le 19 août 1903, par M. Autefage, interne de M. le Dr Monod. — Cure radicale en reconstituant une paroi en deux plans au-devant du cordon.

R. F..., 31 ans, plombier, est atteint d'une hernie inguinale gauche depuis 8 ans. Elle est grosse comme un œuf quand le malade est debout. L'anneau inguinal est très dilaté. Le malade porte habituellement un bandage.

Opération. — Résection du sac. Cure radicale en suturant au-devant du cordon, d'une part le bord inférieur des muscles petit oblique et transverse à l'arcade fémorale, d'autre part les deux lèvres de section de l'aponévrose du grand oblique entre elles.

Résultats. — Le malade a été revu vers la fin du mois de mars, la hernie ne s'est pas reproduite. Le malade a une bonne cicatrice épaisse et résistante.

OBSERVATION VIII

Hernie inguinale gauche opérée le 20 août 1903 par M. Autefage, interne de M. le Dr Monod. — Cure radicale en reconstituant une paroi en deux plans au devant du cordon.

C. P..., 35 ans, menuisier, porte sa hernie depuis 3 ans. Elle ne dépasse pas l'orifice extérieur du canal inguinal, elle est habituellement contenue par un bandage.

Opération. — Résection du sac. Cure radicale en suturant au-devant du cordon d'une part le bord inférieur des muscles petit oblique et transverse, d'autre part les deux lèvres de section de l'aponévrose du grand oblique.

Résultat. — Le malade a été revu vers la fin du mois de mars 1905. La hernie ne s'est pas reproduite, il a une bonne cicatrice, épaisse et résistante.

OBSERVATION VIIII

Hernie inguinale droite étranglée opérée le 11 septembre 1903 par M. Autefage, interne de M. le Dr Monod. — Cure radicale en reconstituant la paroi en deux plans au devant du cordon.

M. S..., 41 ans, journalier, est atteint d'une hernie inguinale depuis 4 ans, elle est étranglée depuis le matin ; le malade a été opéré à 10 heures du soir. Incision des téguments, ouverture du sac, on voit une anse intestinale étranglée, débridement en haut et au dehors, dissection et résection du sac, rebroussement et fixation du collet du sac à la paroi abdominale selon le procédé de Barker.

Cure radicale en suturant au devant du cordon d'une part le bord inférieur des muscles petit oblique et transverse à l'arcade fémorale, d'autre part les deux lèvres de section de l'aponévrose du grand oblique.

Résultat. — Le malade a été revu vers la fin du mois de mars 1905, la hernie ne s'est pas produite. Il a une bonne cicatrice.

OBSERVATION X

Hernie inguinale gauche opérée le 14 mars 1904 par M. Aute-
fage, interne de M. le Dr Monod. — Cure radicale en recons-
tituant une paroi en deux plans au-devant du cordon.

C. J..., 64 ans, manœuvre, est atteint d'une hernie inguinale gauche depuis un an. Elle ne dépasse pas l'orifice extérieur du canal. Il porte un bandage.

Opération. — Résection du sac. Cure radicale en suturant au-devant du cordon d'une part le bord inférieur des muscles petit oblique et transverse à l'arcade fémorale, d'autre part les deux lèvres de section de l'aponévrose du grand oblique entre elles.

Résultat. — Le malade a été revu vers la fin du mois de mars 1905. La hernie ne s'est pas reproduite. On constate l'existence d'une bonne cicatrice très épaisse, le malade n'a pas porté de bandage.

OBSERVATION XI

Hernie inguinale droite étranglée opérée le 23 mars 1904 par
Mr. Autefage, interne de Mr le docteur Monod. — Cure radi-
cale en reconstituant une paroi en deux plans au-devant du
cordon.

M. S..., 50 ans, journalier, est porteur d'une hernie depuis 5 ans. Elle s'est étranglée la veille au soir du jour où le malade a été opéré.

Opérations. — Ouverture du sac. On voit une anse intestinale étranglée avec, au-devant d'elle, une masse épiploïque. Débridement intra-sacculaire aux ciseaux et résection de la masse épiploïque. Excision du sac. Cure radicale en suturant au-devant du cordon d'une part le bord inférieur des muscles petit oblique et transverse à l'arcade, d'autre part les deux lèvres de section de l'aponévrose du grand oblique entre elles.

Résultat. — Le malade a été revu vers la fin du mois de mars 1905, la hernie ne s'est pas reproduite, le malade n'a pas porté de bandage. Il a une bonne cicatrice.

OBSERVATION XII

Hernie inguinale double. — La hernie inguinale gauche étranglée a été opérée le 22 novembre 1904, la droite non étranglée opérée 15 jours plus tard par M. Autefage, interne de M. le Dr Monod.
Des deux côtés cure radicale en reconstituant une paroi en deux plans au devant du cordon.

G. L..., 60 ans, infirmier, est porteur d'une double hernie depuis 7 ou 8 ans. Il porte un double bandage. La hernie inguinale gauche étranglée a été opérée 4 heures après l'étranglement. La hernie inguinale droite a été opérée 15 jours plus tard. Des deux côtés on a suturé au devant du cordon d'une part le bord inférieur des muscles petit oblique et transverse à l'arcade, d'autre part les deux lèvres de section de l'aponévrose du grand oblique entre elles.

Résultat. — Le malade a été revu vers la fin du mois de Mars 1905. Il a une aussi bonne cicatrice d'un côté que de l'autre. Les hernies ne se sont pas reproduites. Il n'a point porté de bandage.

Observation XIII

*Hernie inguinale gauche étranglée, opérée le 25 novembre 1904
par M. Autefage, interne du service de M. le Dr Monod.*
*Cure radicale en reconstituant une paroi en deux plans au devant
du cordon.*

C. J..., 48 ans, journalier, est porteur d'une hernie depuis
10 ans. Elle est étranglée depuis deux jours lors de l'opération.

Opération. — Débridement intra-sacculaire. Ligature et
résection d'une masse épiploïque étranglée. Résection du sac
Cure radicale en suturant au devant du cordon, d'une part le
bord inférieur des muscles petit oblique et transverse, d'autre
part les deux lèvres de section de l'aponévrose du grand
oblique.

Résultat. — Le malade a été revu vers la fin du mois de
Mars 1905. La hernie ne s'est pas reformée. Il a une bonne
cicatrice.

Observation XIV

Hernie inguinale gauche opérée le 3 janvier 1905 par M. Autefage, interne du D^r. Monod.
*Cure radicale en reconstituant la paroi en deux plans au devant
du cordon.*

L. H..., 42 ans, plombier, est porteur d'une hernie inguinale
depuis 5 ans. Elle dépasse l'orifice extérieur du canal inguinal qui est très dilaté. Elle est habituellement contenue par un
bandage.

Opération. — Résection du sac. Cure radicale en suturant

au devant du cordon d'une part le bord inférieur des muscles petit oblique et transverse à l'arcade, d'autre part les deux lèvres de l'incision de l'aponévrose du grand oblique entre elles.

Résultat. — Le malade a été revu vers la fin du mois de Mars 1905. Il a une bonne cicatrice, la hernie ne s'est pas reproduite.

Observation XV

Hernie inguinale gauche opérée le 9 janvier 1905 par M. le Dr Launay, assistant du D^r. Monod.
Cure radicale en reconstituant une paroi en deux plans au devant du cordon.

N. J.·., 37 ans, maçon, est porteur d'une hernie inguinale depuis 4 ans, il la contient habituellement par un bandage.

Opération. — Résection du sac, Cure radicale en suturant au devant du cordon le bord inférieur des muscles petit oblique et transverse à l'arcade fémorale, et les deux lèvres de l'aponévrose du grand oblique entre elles.

Résultat. — Le malade a été revu vers la fin du mois de Mars 1905 le résultat est excellent.

Observation XVI

Hernie inguinale gauche opérée le 9 janvier 1905 par M. Autefage, interne de M. le Dr Monod.
Cure radicale en reconstituant une paroi en deux plans au devant du cordon.

Cure radicale en reconstituant une paroi en deux plans au devant du cordon.

D. H..., 30 ans, menuisier, a sa hernie depuis 4 ans.

Opération. — Résection du sac. Cure radicale comme dans l'opération précédente.

Résultat. — Le malade a été revu vers la fin du mois de Mars 1905. La hernie ne s'est pas reformée, le résultat est excellent.

Observation XVII

Hernie inguinale droite opérée le 19 janvier 1905, par M. Autefage, interne de M. le Dr Monod. Cure radicale en reconstituant la paroi en deux plans au devant du cordon.

C. H..., 32 ans, plombier, souffre de sa hernie depuis 5 ans.

Opération. — Résection du sac et cure radicale comme dans les observations précédentes.

Résultats. — Ce malade a été revu vers la fin du mois de mars 1905. Très bons résultats.

Observation XVIII

Grosse hernie inguinale droite opérée le 24 janvier 1905, par M. Autefage, interne de M. le Dr Monod. Cure radicale en reconstituant la paroi en deux plans au devant du cordon.

G. A..., 36 ans, menuisier, porte sa hernie depuis 3 ans.

Opération en tout semblable aux observations précédentes.

Résultats. — Le malade a été revu vers la fin du mois de mars 1905. Très bons résultats.

Observation XIX

Hernie inguinale gauche par glissement de l'S iliaque. Opérée le 10 février, par M. Autefage, interne de M. le D Monod. Cure radicale en r constituant une paroi en deux plans au devant du cordon.*

D. F..., 46 ans, journalier, souffre de sa hernie depuis 3 ans, elle est incomplètement réductible.

Opération. — On ne trouve pas de sac. On ouvre l'intestin croyant ouvrir un sac. C'était en effet une hernie par glissement du gros intestin. On referme l'intestin par trois plans de suture, on le refoule le plus haut possible dans l'abdomen. On reconstitue la paroi au devant de ce dernier et du cordon.

Résultats. — Le malade a été revu deux mois après sa sortie de l'hôpital, le résultat est excellent.

Hernies inguinales
II. Cure radicale selon le procédé de Bassini

Observation XX

Double hernie inguinale, côté gauche opéré par M. le D Monod en 1895 : suture en masse de tous les plans au devant du cordon ; côté droit opéré par M. le D* Arrou le 15 mai 1903 : Bassini.*

F. F..., 47 ans, est entré salle Blandin au commencement de mai pour une hernie inguinale droite dont il souffre depuis 6 ans. Il a été opéré d'une hernie inguinale gauche en 1895, par M. le D* Monod qui fait comme cure radicale une suture en masse de tous les plans en avant du cordon.

La hernie inguinale droite quand elle n'est pas réduite est grosse comme un œuf de poule. Son point le plus déclive est au-dessous de l'orifice extérieur du canal inguinal qui est très dilaté.

Opération le 15 mai 1903, par M. le Dr Arrou.

Ligature et résection du sac.

Cure radicale par le procédé de Bassini.

Résultats. — Le malade a été revu par nous vers le milieu de mars 1905.

Côté gauche. — On sent une cicatrice fibreuse très résistante et adhérente, aux plans profonds au niveau de la paroi antérieure du canal inguinal.

Aucune impulsion à la toux.

Côté droit. — Bonne cicatrice, mais elle n'est pas adhérente aux plans profonds comme celle du côté opposé.

Aucune impulsion au moment de la toux.

Les testicules ne sont pas diminués de volume.

Le malade ne souffre plus quand il fait des efforts comme avant la cure radicale.

OBSERVATION XXI

Hernie inguinale droite opérée le 26 mai 1903, par M. Autefage, interne du service. Cure radicale par le procédé de Bassini.

M. H..., 27 ans, est entré salle Blandin pour une hernie inguinale droite dont il est porteur depuis 14 ans.

Cette hernie, grosse comme le poing, le gêne beaucoup, lui donne des coliques.

Opération le 26 mai 1903.

Résection après ligature au niveau du collet d'un sac descendant dans les bourses, se continuant avec la vaginale.

Rebroussement et fixation du collet du sac à la paroi abdominale suivant le procédé de Barker.

Cure radicale par le procédé de Bassini.

Résultats. — Le malade a été revu vers le milieu de mars 1905. Il n'a pas porté de bandage depuis son opération. Il n'a plus ressenti de coliques comme avant l'intervention.

Bonne cicatrice fibreuse, pas d'impulsion au moment de la toux.

Observation XXII

Hernie inguinale. — Opérée par M. Autefage interne du service le 4 juin 1903. Cure radicale par le procédé de Bassini.

B. P..., 38 ans, peintre en bâtiment, est entré salle Blandin dans le service de Monsieur le docteur Monod pour une hernie inguinale droite qui est apparue il y a 5 à 6 ans.

Elle est grosse comme le poing, descend jusqu'au fond de la bourse droite et gène beaucoup le malade.

Elle est incomplètement réductible.

Opération le 4 juin 1903. — Ouverture du sac.

Résection après ligature en chaine d'une grosse masse d'épiploon descendant dans le sac.

Résection après ligature du sac.

Cure radicale par le procédé de Bassini.

Résultats. — Le malade a été revu vers la fin du mois de mars 1905.

Il ne souffre plus depuis son opération.

Il a une bonne cicatrice fibreuse.

Il n'a pas d'impulsion à la toux.

Il n'a pas porté de bandage depuis son opération.

Observation XXIII

Hernie inguinale droite opérée le 5 juin 1903 par M. Autefage interne du service. — Cure radicale : Procédé de Bassini.

E. A..., 26 ans, garçon épicier, entré salle Blandin, service de monsieur le Docteur Monod, à St-Antoine, pour une hernie inguinale droite dont il souffre depuis 15 ans.

C'est une hernie inguinale congénitale qui descend jusqu'au fond des bourses, et gêne beaucoup le malade. Il ne porte pas de bandage.

Opération le 5 juin 1903. — Résection après ligature d'un sac très friable et très adhérent au cordon.

Cure radicale par le procédé de Bassini.

Résultats. — Le malade a été revu vers la fin du mois de mars 1905. Il est satisfait de son opération. Il a une excellente cicatrice fibreuse non adhérente au cordon. Il n'a pas porté de bandage depuis l'opération.

Observation XXIV

Hernie inguinale droite. Opérée le 6 mai 1903 par M. le Dr Arrou. — Cure radicale : procédé de Bassini.

B. L..., 23 ans, mouleur, a depuis sa naissance une hernie inguinale droite qui descendait autrefois jusqu'au fond des bourses mais qui ne dépasse pas maintenant l'orifice du canal inguinal. Il a porté un bandage autrefois.

Opération le 6 mai 1903. — Le malade est tout d'abord opéré, dans la même séance, d'un appendicite à froid, puis de sa hernie.

Libération, ligature et résection du sac. Trois points de Bassini.

Résultats. — Le malade a été revu à la fin de mars 1905.

Il a une bonne cicatrice fibreuse non adhérente au cordon. Il se sent très bien depuis son opération et n'a pas porté de bandage.

OBSERVATION XXV

Hernie inguinale double opérée le 19 juin 1903 par M. Autefage, interne du service. Du côté droit cure radicale par le procédé de Bassini, à gauche cure radicale en mettant tous les éléments de la paroi au-devant du cordon. Mauvaise paroi. Récidive.

C. L..., 60 ans, brocanteur, entre salle Blandin pour se faire opérer d'une hernie inguinale double dont il est atteint depuis deux ans et dont il souffre beaucoup.

La droite est volumineuse, dépasse l'orifice extérieur du canal inguinal, la gauche est moins volumineuse, c'est plutôt une éventration.

Opération le 10 juin 1903. — Hernie inguinale droite. Résection du sac.

Rebroussement et fixation du collet du sac à la paroi abdominale selon le procédé de Barker.

Cure radicale procédé de Bassini.

Du côté gauche. Résection du sac.

Cure radicale en mettant au-devant du cordon deux plans, le plus profond formé par l'adossement du tendon conjoint à la bandelette iléo-pubienne, le plus superficiel formé par la réunion des deux lèvres de l'aponévrose du grand oblique.

On constate au cours de l'intervention que le malade a des parois très friables qui se déchirent très facilement.

Résultats. — Le malade a été revu vers la fin du mois de mars 1905, des deux côtés il y a récidive.

Du côté droit la récidive s'est faite au-dessus et en dehors de la cicatrice. A ce niveau on constate une sorte d'éventration au niveau de laquelle il y a de l'impulsion au moment de la toux.

Du côté gauche il y a aussi récidive, la suture paraît ne

pas avoir tenu, il y a de l'éventration comme avant l'opération
Le malade cependant souffre moins de sa hernie qu'avant
l'intervention.

OBSERVATION XXVI

*Hernie inguinale droite opérée le 24 juillet 1903 par M. Aute-
fage, interne du service. — Cure radicale par le procédé de
Bassini.*

D. C..., 39 ans, journalier, est atteint de hernie inguinale
droite depuis 4 ou 5 ans.

Il en souffre et ressent souvent de violentes coliques.

C'est une hernie du volume d'une petite pomme, ne dépas-
sant pas l'orifice extérieur du canal inguinal.

Opération le 24 juillet 1903. — Résection d'un sac assez
facile.

Retournement et fixation du collet du sac à la paroi abdominale selon le procédé de Barker.

Cure radicale par le procédé de Bassini.

Résultats. — Le malade a été revu sur la fin du mois de
mars 1905. Il n'a pas souffert depuis son opération. Il porte
une bonne cicatrice, la hernie ne s'est pas reproduite.

Il n'a pas porté de bandage.

OBSERVATION XXVII

*Hernie inguinale gauche. Opérée le 27 juillet 1903 par
M. Autefage, interne du service. — Cure radicale procédé de
Bassini.*

M. L..., 25 ans, jardinier. A sa hernie depuis 2 ans. Il en
souffre et la hernie descend jusqu'au fond de la bourse gauche.

Opération le 27 juillet 1903. — Résection après ligature

du sac. Retournement du collet du sac en haut selon le procédé de Barker.

Cure radicale par le procédé de Bassini.

Résultats. — Le malade a été revu vers la fin du mois de mars 1905, il a une bonne cicatrice non adhérente au cordon, il n'a pas porté de bandage depuis son opération.

Observation XXVIII

Hernie inguinale double. Opérée le 8 août 1903 par M. Autefage, interne du service. — Des deux côtés : Cure radicale par le procédé de Bassini.

V. A...., 28 ans, employé de commerce, est atteint d'une hernie inguinale droite depuis sa naissance, il a constaté l'apparition d'une autre hernie inguinale à gauche depuis un an.

La droite, moins grosse que l'autre, dépasse l'orifice du canal inguinal, la gauche descend moins bas.

Opération le 8 août 1903. — Des deux côtés résections du sac. Rebroussement et fixation du collet du sac à la paroi abdominale selon le procédé de Barker.

Cure radicale par le procédé de Bassini.

Résultats. — Le malade a été revu vers la fin du mois de mars 1905, le résultat est excellent, il y a une bonne cicatrice, pas d'impulsion à la toux.

Observation XXVIV

Hernie inguinale droite. Opérée le 11 août 1903 par M. Autefage, interne du service. Cure radicale par le procédé de Bassini.

C. A...., 29 ans, employé de commerce, a été opéré il y a 7 ans d'une hernie inguinale gauche par M. Nimier au Val de Grâce.

Depuis deux ans est apparue une hernie du côté droit, il en souffre beaucoup et a des coliques très fréquentes. On sent un anneau inguinal très large et la hernie n'est pas complètement réductible.

Opération. — Ouverture du sac. Résection d'une épiplocèle volumineuse adhérente inférieurement au fond du sac. Résection du sac. Rebroussement du collet du sac selon le procédé de Barker. Cure radicale par le procédé de Bassini.

Résultats. — Le malade qui a été revu vers la fin du mois de mars 1905 est enchanté de son opération, il ne souffre plus. Il a une bonne cicatrice non adhérente au cordon. Il n'a pas porté de bandage depuis l'opération.

OBSERVATION XXX

Hernie inguinale droite. Opérée le 26 août 1903 par... interne du service. — Cure radicale: procédé de Bassini.

M. N..., 28 ans, infirmier, souffre d'une hernie inguinale depuis trois ans. Elle est habituellement contenue par un bandage.

Opération le 26 août 1903. Excision du sac qui ne présente aucune particularité. C'est une hernie congénitale.

Cure radicale par le procédé de Bassini.

Résultats. — Le malade a été revu vers la fin de mars 1905, on peut constater un excellent résultat.

OBSERVATION XXXI

Hernie inguinale gauche. Opérée le 20 août 1903 par... interne du service. — Cure radicale par le procédé de Bassini.

L. G..., 37 ans, mouleur, est porteur d'une hernie inguinale depuis 5 ans. Elle lui donne de fréquentes coliques. Les derniers temps qui précèdent l'opération, le malade ne peut même plus monter les escaliers, tant la hernie devient douloureuse. Il porte pourtant un bandage.

Opération le 29 août 1903. Excision du sac après ligature.

Cure radicale par le procédé de Bassini.

Résultats. — Le malade a été revu vers la fin du mois de mars 1905. Il n'a pas porté de bandage depuis son opération, il se sent très bien. Il a une bonne cicatrice non adhérente au cordon.

OBSERVATION XXXII

Hernie inguinale gauche. Opérée le 3 septembre 1903 par ... Interne du service. — Cure radicale par le procédé de Bassini.

H. M..., 15 ans, charcutier, est atteint d'un hernie inguinale gauche depuis son tout jeune âge. Elle a augmenté de volume deux mois avant l'intervention et, lorsque le malade est entré à l'hôpital, on constate la présence d'une hernie congénitale testiculaire.

Opération le 3 septembre 1903. Excision d'un sac très adhérent au cordon.

Cure radicale par le procédé de Bassini.

Résultats. — Le malade a été revu au mois de mars 1905. Il a une bonne cicatrice. Il n'a pas d'impulsion à la toux. Son testicule n'a pas diminué de volume. Il a du varicocèle, mais il l'avait avant l'opération. Il n'a pas porté de bandage depuis l'opération.

OBSERVATION XXXIII

Hernie inguinale droite opérée le 11 juillet 1903 par ... Interne du service. — Cure radicale par le procédé de Bassini.

C. P..., 32 ans, peintre en bâtiments, a une hernie ingui-

nale droite depuis trois ans. Elle est grosse comme le poing,
dépasse l'orifice extérieur du canal inguinal, et gêne beaucoup le malade qui, dans les derniers temps ne pouvait plus
travailler.

Opération le 11 juillet 1903. Excision du sac. Cure radicale
par le procédé de Bassini.

Résultats. — Le malade a été revu au mois de mars 1905.
Sa cicatrice est bonne. Il peut se livrer à des travaux pénibles
qu'il ne pouvait accomplir avant son opération.

OBSERVATION XXXIV

Grosse hernie inguinale gauche opérée le 18 juillet 1903 par...
Interne du service de M. le Dr Monod. — Cure radicale par
le procédé de Bassini.

M. F..., 60 ans, marchand de vins, a sa hernie depuis 15 ans.
Il porte un suspensoir pour la contenir. Elle n'est pas complètement réductible. C'est un malade très gros qui pèse
90 kilogs.

Opération le 18 juillet 1903. Ouverture du sac, résection
d'une grosse masse d'épiploon adhérente au fond du sac.

Cure radicale par le procédé de Bassini.

Résultats. — Le malade a été revu au mois de mars 1905. Il
a une bonne cicatrice fibreuse, pas d'impulsion au moment de
la toux, pas de récidive. Il ne porte ni bandage, ni suspensoir
depuis son opération.

OBSERVATION XXXV

Hernie inguinale directe droite opérée le 2 août 1903 par...
Interne du service de M. le Dr Monod. — Cure radicale par
le procédé de Bassini.

K. G..., 45 ans, charretier, a depuis 5 ans une hernie dont

il souffre beaucoup. Elle lui donne de fréquentes coliques assez violentes. Elle est grosse comme une noix environ, elle ne dépasse pas l'orifice extérieur du canal inguinal.

Opération le 2 octobre 1903. Excision du sac.

Cure radicale par le procédé de Bassini.

Résultats. — Le malade a été revu vers la fin du mois de mars 1905. Il a une bonne cicatrice non adhérente au cordon. Il est obligé de porter un bandage pour travailler. Il y a une légère impulsion au moment de la toux ; impulsion qu'on sent au dessus de la cicatrice.

OBSERVATION XXXVI

Hernie inguinale gauche opérée le 5 octobre 1903 par... Interne du service de M. le Dr Monod. — Cure radicale par le procédé de Bassini.

S. A,.., 19 ans, mécanicien, est atteint d'une hernie inguinale depuis l'âge de 11 ans. Il est surtout gêné le matin, il a des tiraillements. La hernie grosse comme le poing descend jusqu'aux testicules. Le malade qui a essayé de porter un bandage n'a pu l'endurer plus de 8 jours.

Opération le 5 octobre. Ouverture du sac. Résection d'une masse épiploïque adhérente au fond du sac.

Cure radicale par le procédé de Bassini. On constate que le malade a une très mauvaise paroi.

Résultats. — Le malade a été revu vers la fin du mois de mars 1905. Il n'a pas porté de bandage. On constate l'existence d'une bonne cicatrice non adhérente au cordon. Le malade raconte qu'il a été soulagé dès l'opération de sa hernie.

OBSERVATION XXXVII

Hernie inguinale droite congénitale. Opérée le 9 octobre 1903 par ... Interne du service de M. le Dr Monod. — Cure radicale par le procédé de Bassini.

L. G..., 19 ans, garçon d'hôtel, s'est aperçu qu'il avait une hernie il y a un mois. Il n'en souffre pas beaucoup.

Opération le 9 octobre 1903. Résection d'un sac de hernie inguinale congénitale, se continuant avec la vaginale.

Cure radicale par le procédé de Bassini.

Résultats. — Le malade a été revu dans le courant du mois de mars 1905. On constate l'existence d'une bonne cicatrice. Le malade n'a pas souffert depuis son opération.

OBSERVATION XXXVIII

Hernie inguinale droite étranglée, opérée le 11 octobre 1903, opérée par M. Autefage, interne du service de M. le Dr Monod. — Cure radicale par le procédé de Bassini.

L. S..., 61 ans, homme de peine, était, depuis 4 ou 5 ans, porteur d'une hernie habituellement contenue par un bandage. Cette hernie, grosse un œuf, ne dépasssait pas l'orifice extérieur du canal inguinal. Elle s'est étranglée le 11 octobre 1903. Le malade a été opéré le jour même de son étranglement.

Opération. — Ouverture du sac. Débridement intra-sacculaire. Cure radicale par le procédé de Bassini. On constate au cours de l'intervention qu'il s'agit d'une hernie inguinale directe par affaiblissement de la paroi.

Résultats. — Le malade a été revu dans le courant du mois

de mars 1905. Il n'a ressenti aucun malaise depuis son opération, la hernie ne s'est pas reproduite. Il existe une bonne
cicatrice.

OBSERVATION XXXIX

Hernie inguinale gauche. Opérée le 13 octobre 1903 par ...
Interne du service de M. le D' Monod. — Cure radicale par
le procédé de Bassini.

F. C..., 27 ans, débardeur, est porteur d'une hernie depuis
un an. Il en souffre beaucoup. Il la contient habituellement par
un bandage.

Opération le 13 octobre 1903. — Résection d'un sac de
hernie inguinale congénitale.

Cure radicale par le procédé de Bassini.

Résultats. — Le malade a été revu dans le courant du mois
de mars 1905, il a une bonne cicatrice, pas d'impulsion à la
toux, il n'a pas porté de bandage.

OBSERVATION XL

Hernie inguinale gauche, opérée le 11 octobre 1903 par ...
Interne du service de M. le D' Monod. — Cure radicale par
le procédé de Bassini.

B. E..., 28 ans, charcutier, a vu sa hernie apparaître il y a
6 ans, elle a grossi peu à peu, malgré le port d'un bandage
il en souffre surtout depuis 6 mois.

Opération le 11 novembre 1903. — Résection du sac.

Cure radicale par le procédé de Bassini.

Résultats. — Le malade a été revu dans le courant du mois
de mars 1905, il a une bonne cicatrice, il n'a pas porté de
bandage, il n'a pas souffert depuis l'intervention.

Observation XLI

*Hernie inguinale droite. Opérée le 14 novembre 1903 par ...
Interne du service de M. le Dr Monod. — Cure radicale par
le procédé de Bassini.*

C. A..., 15 ans, pâtissier, est porteur d'une hernie depuis
5 mois, elle ne dépasse pas l'orifice extérieur du canal inguinal, mais elle est douloureuse et donne au malade de fréquentes sensations de pesanteur dans le bas-ventre.

Opération le 14 novembre 1903. — Résection d'un sac de
hernie congénitale. Cure radicale par le procédé de Bassini

Résultat. — Le malade a été revu dans le courant du mois
de mars 1905, il a une bonne cicatrice, n'a pas d'impulsion à
la toux et n'a pas porté de bandage.

Observation XLII

*Hernie inguinale droite, opérée le 17 novembre 1903 par ...
Interne du service de M. le Dr Monod. — Cure radicale par
le procédé de Bassini.*

R. F..., 18 ans, coupeur, a sa hernie depuis sa naissance.
Depuis quelque temps elle a augmenté de volume et est devenue douloureuse.

Opération le 17 novembre 1903. — Résection d'un sac
de hernie congénitale. Cure radicale par le procédé de Bassini.

Résultats bons.

Observation XLIII

Hernie inguinale bilatérale, opérée le 8 décembre 1903, par ...
Interne du service de M. le Dr Monod. Cure radicale par le
procédé de Bassini.

R. J..., 19 ans, journalier, s'est aperçu qu'il avait une double hernie il y a deux mois environ. La gauche, grosse comme un œuf, dépasse à peine l'orifice du canal inguinal; à droite, il a simplement une pointe de hernie, mais la hernie gauche lui donne des coliques continuelles, c'est ce qui le décide à se faire opérer.

Opération le 8 décembre 1903. — Des deux côtés, résection du sac, cure radicale par le procédé de Bassini.

Résultats. — Les hernies droite et gauche ne s'étaient pas refermées, le malade allait bien, mais tout d'un coup vers la fin de décembre 1904, le malade a été pris d'étranglement herniaire, la hernie inguinale gauche s'est reformée brusquement et s'est étranglée du même coup. Le malade a été opéré le jour même de l'étranglement 15 décembre 1904. On a trouvé une anse intestinale engagée dans un petit sac en haut et en dehors de l'ancienne cicatrice, on a excisé tout le tissu fibreux et on a refait une paroi derrière laquelle on a laissé le cordon.

Le malade a été revu vers la fin du mois de mars 1905, la nouvelle cicatrice est très bonne.

Observation XLIV

Hernie inguinale gauche et ectopie testiculaire. Opérée le
17 décembre 1903, par ... Interne du service de M. le
Dr Monod. Cure radicale en reformant une paroi en deux
plans.

M. M..., 43 ans, employé de commerce, a une hernie apparue brusquement il y a quinze jours. Elle le gêne beaucoup, du côté de la hernie on ne sent pas le testicule ni dans les bourses, ni à travers les parois du canal inguinal.

Opération le 17 décembre 1903. — Résection du sac. En pratiquant l'isolement de celui-ci on amène le testicule caché derrière la paroi abdominale au niveau de l'orifice intérieur du canal inguinal. On enlève ce testicule tout petit, une orchidopexie serait d'ailleurs impossible. On refait une paroi en deux plans.

Résultats. — Le malade a été revu vers la fin du mois de mars 1905. La cicatrice est bonne. Il n'y a pas d'impulsion à la toux.

Observation XLV

Hernie inguinale droite congénitale opérée le 13 janvier 1904. par.... Interne du service de M. le Dr Monod. Cure radicale par le procédé de Bassini.

D. C..., 20 ans, garçon de magasin, est atteint d'une hernie depuis 4 ou 5 mois. Elle est apparue assez brusquement et a augmenté peu à peu de volume depuis son apparition.

Opération le 13 janvier 1904. — Ouverture d'un sac très mince adhérent au cordon. On trouve dans le sac une masse épiploïque adhérant intérieurement au fond du sac. On la résèque.

Cure radicale par le procédé de Bassini.

Résultats. — Le malade que nous n'avons pu voir nous écrit qu'il est actuellement enchanté de son opération. Sa hernie ne s'est pas reproduite.

Observation XLVI

Hernie inguinale gauche, opérée le 12 février 1904, par ... Interne du service de M. le Dr Monod. Cure radicale par le procédé de Bassini.

M. J..., 30 ans, employé de commerce, a vu sa hernie se

développer il y a 7 à 8 ans. Elle descend jusqu'au fond des bourses. Il porte un bandage depuis 5 ou 6 ans, et souffre de sa hernie quand il est fatigué.

Opération le 12 février 1904. — Résection du sac.

Cure radicale par le procédé de Bassini.

Résultats. — Le malade a été revu vers la fin du mois de mars 1905, il a une bonne cicatrice. Il se sent bien depuis son opération, il n'a pas porté de bandage.

OBSERVATION XLVII

Hernie inguinale droite opérée le 18 août 1904, par ... Interne du service de M. le Dr Monod. Cure radicale par le procédé de Bassini. Récidive. Nouvelle opération.

B. E..., 30 ans, garçon de restaurant, a une hernie inguinale depuis 7 ou 8 ans pour laquelle il porte habituellement un bandage.

Opération le 27 février 1904. — Résection du sac assez adhérent au cordon.

Cure radicale par le procédé de Bassini.

Résultats. — Trois mois après l'opération, la hernie s'est reformée. Le malade redemande une autre opération. Il souffre beaucoup. Il a des coliques continuelles, et ne peut supporter le bandage, la nouvelle hernie est grosse comme le poing, descend jusqu'au fond des bourses. Elle est incomplètement réductible.

Nouvelle opération le 28 janvier 1905. — Excision du tissu fibreux de l'ancienne cicatrice. Ouverture du nouveau sac qui est très mince. Excision d'une grande masse d'épiploon contenu dans ce sac. Excision de l'appendice iléo-cœcal contenu lui aussi dans le sac. L'appendice est gros et long de 6 ou 7 cent. Les parois sont épaissies. On trouve aussi une partie du cœcum contenu dans le sac. On refoule ce viscère dans le ventre, on excise le plus possible du sac, on le referme à la limite du point où il se continue avec le péritoine du cœcum et on refait au devant du cordon une paroi en un seul plan avec des doubles crins qui prennent d'un côté l'aponévrose du grand oblique et le tendon conjoint, de l'autre côté, l'autre lèvre de l'aponévrose du grand oblique et la bandelette iléo-pubienne.

Le malade a été revu à la fin du mois de mars 1905, il n'accuse plus les douleurs qu'il avait avant ; la cicatrice paraît bonne, on ne sent plus d'impulsion au moment de la toux.

OBSERVATION XLVIII

Hernie inguinale gauche opérée le 27 février 1904 par un interne du service de M. le Dr Monod. — Cure radicale par le procédé de Bassini.

T. F..., 42 ans, plombier, souffre de sa hernie depuis 5 ans, elle est grosse comme un œuf, mais ne dépasse pas l'orifice extérieur du canal inguinal.

Opération le 27 février 1904. — Excision du sac ; cure radicale par le procédé de Bassini.

Résultat. — Le malade a été revu vers la fin du mois de mars 1905, il a une bonne cicatrice, ne souffre plus et n'a pas porté de bandage.

OBSERVATION XLIX

Hernie inguinale droite étranglée opérée le 28 février 1904 par M. Autefage interne de Mr le Dr Monod. — Cure radicale par le procédé de Bassini.

D. V..., 29 ans, fumiste, a sa hernie depuis l'âge de 15 ans, il portait habituellement un bandage. La hernie s'est étranglée le 28 février 1904, à la suite d'un travail fatigant. L'opération a été pratiquée le jour même de l'étranglement.

Opération. — Ouverture du sac. Débridément intra-sacculaire. Rebroussement et fixation du collet du sac à la paroi abdominale selon le procédé de Barker ; cure radicale par le procédé de Bassini.

Résultat. — Le malade a été revu vers la fin du mois de mars 1905. Il a une bonne cicatrice sans aucune impulsion au moment de la toux. Il n'a pas porté de bandage.

OBSERVATION L

Hernie inguinale gauche opérée le 1ᵉʳ mars 1904 par..., interne du Dʳ Monod. — Cure radicale par le procédé de Bassini.

L. L..., 18 ans, sommelier, est atteint d'une hernie inguinale gauche depuis 6 mois environ. Il porte un bandage, mais sa hernie le fait souffrir.

Opération 1ᵉʳ mars 1904. — Résection du sac sans difficulté. Ce sac ne présente d'ailleurs aucune particularité.

Cure radicale par le procédé de Bassini.

Résultat. — Le malade est revu à la fin du mois de mars 1905. Le malade n'a pas souffert depuis son opération, la hernie ne s'est pas produite et il a une bonne cicatrice, on ne sent aucune impulsion au moment de la toux.

OBSERVATION LI

Hernie inguinale droite opérée le 3 mars 1904 par..., interne du Dʳ Monod. — Cure radicale par le procédé de Bassini.

P. J..., 24 ans, menuisier, a vu sa hernie se développer depuis un mois. Ce n'est guère qu'une pointe de hernie mais il en souffre.

Opération le 3 mars 1904. Résection du sac ne présentant aucune particularité.

Cure radicale par le procédé de Bassini.

Résultats. — Le malade a été revu à la fin du mois de mars 1905. Il n'a ressenti aucune douleur depuis son opération. Il a une bonne cicatrice non adhérente au cordon.

OBSERVATION LII

Hernie inguinale droite opérée le 11 mars 1904 par M' le D' Arrou assistant du D' Monod. — Cure radicale par le procédé de Bassini.

R. G..., 20 ans, mouleur a vu sa hernie se développer depuis deux ans ; ce n'était au début qu'une pointe de hernie; actuellement elle descend dans les bourses. Elle provoque fréquemment des coliques et des vomissements.

Opération le 11 mars 1904. — Résection du sac.

Cure radicale par le procédé de Bassini.

Résultat. — Le malade a été revu vers la fin de mars 1905. Bonne cicatrice qui adhère un peu au cordon. Le malade n'a pas porté de bandage depuis son intervention.

Le malade a été opéré à nouveau le 28 juin 1904 pour une hernie du côté opposé, qui s'était développée depuis quelques mois.

Cette opération comme la précédente s'est passée sans incident, elle a été faite par le même procédé, la cicatrice est également bonne, mais elle présente moins d'adhérence au cordon que celle côté opposé.

OBSERVATION LIII

Hernie inguinale gauche opérée le 15 mars 1904, par ... interne du D' Monod. — Cure radicale par le procédé de Bassini.

M. P..., 16 ans, manœuvre, a vu une hernie se développer depuis deux mois ; il n'en souffre pas mais elle le gêne beaucoup. C'est une hernie inguinale congénitale, incomplètement réductible.

Opération le 15 mars 1904. — Ouverture du sac. Résection d'une masse épiploïque contenue dans celui-ci. Résection du sac.

Cure radicale par le procédé de Bassini.

Résultats. — Le malade a été revu vers la fin de mars 1905. Bonne cicatrice, non adhérente au cordon ; pas de port de bandage depuis l'intervention.

OBSERVATION LIV

Hernie inguinale droite opérée le 7 avril 1904, par M. le Dr Arrou, assistant du Dr Monod, — Cure radicale par le procédé de Bassini.

D. E..., 40 ans, employé de commerce, souffre de sa hernie depuis trois mois. Elle ne lui donne pas de violentes douleurs, mais elle le gêne et provoque de continuelles sensations de pesanteur. Elle ne dépasse pas l'orifice extérieur du canal inguinal.

Opération le 7 avril 1904. — Résection du sac qui ne présente aucun particularité.

Cure radicale par le procédé de Bassini.

Résultats. — Le malade a été revu vers la fin du mois de mars 1905, il a une bonne cicatrice, il ne souffre pas, et n'a point porté de bandage.

OBSERVATION LV

Hernie inguinale gauche. — Opérée le 28 mai 1904, par M..., interne du service de Monsieur le Docteur Monod. — Cure radicale, procédé de Bassini.

E. L..., 24 ans, garçon boucher, est atteint d'une hernie

inguinale gauche apparue il y a 3 ans. Elle a grossi peu à peu. Elle descend jusqu'au fond des bourses.

Opération le 28 mai 1904. — On trouve une hernie inguinale congénitale, dans le sac une masse épiploïque qui est réséquée.

Cure radicale par le procédé de Bassini.

Le malade a été revu vers la fin du mois de mars 1905. On constate l'existence d'une excellente cicatrice, il n'a pas porté de bandage.

Observation LVI

Hernie inguinale double opérée le 18 mai 1904, par M. le Dr Arrou, assistant du Dr Monod. — Cure radicale, double Bassini.

P. L..., 36 ans, homme de peine, est atteint d'une double hernie. La droite s'est formée depuis 6 ans. Elle descend jusqu'au fond des bourses, c'est une hernie inguinale testiculaire. La gauche ne s'est développée que depuis trois mois. Ces deux hernies font souffrir le malade.

Opération le 18 mai, double Bassini.

Résultats. — Excellents des deux côtés, bonne cicatrice, pas d'impulsion au moment de la toux ni d'un côté ni de l'autre. Le malade n'a pas porté de bandage.

Observation LVII

Double hernie inguinale, la droite opérée le 5 juillet 1903, la gauche le 15 juin 1904. — Double Bassini.

B. P..., 50 ans, journalier, est atteint d'une hernie inguinale droite, depuis 7 ans. On l'opère le 5 juillet 1903. On résèque le sac, on fait un Bassini. L'opération s'est passée sans incident.

Le malade revient dans le service le 15 juin 1904 se faire opérer d'une hernie inguinale du côté opposé qui est apparue depuis 4 ou 5 mois. Cette hernie est très volumineuse, c'est plutôt une éventration, qu'une véritable hernie. On résèque le sac, pour l'autre côté on fait un Bassini. L'opération s'est aussi passée sans aucun incident.

Résultats. — Le malade a été revu vers la fin du mois de mars 1905. Du côté droit excellente cicatrice fibreuse, pas de récidive. Du côté gauche le résultat est moins bon. Il s'est produit une récidive depuis 1 mois 1/2, elle s'est formée au-dessus et en dehors de la cicatrice primitive.

OBSERVATION LVIII

Hernie inguinale gauche avec ectopie testiculaire. Opérée le 6 juillet 1904 par... Interne du D Monod. — Cure radicale : paroi en deux plans.*

B. L..., 42 ans, tailleur, a une hernie depuis 6 ans, elle est grosse comme un œuf, elle dépasse l'orifice extérieur du canal inguinal, elle est réductible. On ne trouve pas de testicule dans la bourse gauche, mais on le sent dans la portion interne du canal inguinal.

Opération le 6 juillet 1904. On enlève le testicule gauche ectopié, qu'il serait d'ailleurs impossible d'amener dans la bourse du même côté. On refait une paroi en deux plans.

Résultats. — Le malade a été revu dans le courant du mois de mars 1905. La hernie ne s'est pas reproduite, il existe une bonne cicatrice. On ne sent pas d'impulsion au moment de la toux.

Observation LVIV

*Hernie inguinale droite étranglée. Opérée le 10 août 1904 par
M. Autefage interne du Dr Monod. — Cure radicale par le
procédé de Bassini.*

C. A..., 36 ans, menuisier, n'avait pas senti de hernie. Le
10 août il est brusquement pris des symptômes d'un étranglement herniaire. Il s'agit probablement d'une hernie qui s'est
étranglée en se formant.

Opération le jour même de l'étranglement. Débridement
intra-sacculaire. Excision du sac.

Cure radicale par le procédé de Bassini.

Résultats. — Le malade a été revu dans le courant de
mars 1905. Il a une bonne cicatrice. Il n'a pas porté de bandage.

Observation LX

*Hernie inguinale droite. Opérée le 18 août 1904 par... Interne
du service du Dr Monod. — Cure radicale par le procédé de
Bassini.*

B. L..., 29 ans, employé de commerce, s'est aperçu un
mois auparavant qu'il avait une hernie. Elle est grosse comme
un œuf. Il se fait opérer parce qu'elle lui donne des coliques
et le fait souffrir quand il fatigue.

Cure radicale sans aucun incident par le procédé de Bassini.

Résultats. — Le malade a été revu dans le courant du mois
de mars 1905, il a une bonne cicatrice, mais un anneau assez
large au niveau duquel on ne sent aucune impulsion au
moment de la toux.

OBSERVATION LXI

*Hernie inguinale droite. Opérée le 3 septembre 1904 par...
Interne du service du Dr Monod. — Cure radicale par le
procédé de Bassini.*

B. J..., 37 ans, ébéniste, est atteint de hernie depuis 5 ans,
il en souffre beaucoup, elle lui donne des coliques et il porte
un bandage depuis 5 ans.

Opération le 3 septembre 1904. Résection du sac qui ne
présente aucune particularité.

Cure radicale par le procédé de Bassini.

Résultats. — Le malade a été revu vers la fin du mois de
mars 1905. Bonne cicatrice, ni coliques, ni douleurs depuis
l'opération.

OBSERVATION LXII

*Hernie inguinale droite. Opérée le 6 juillet 1904 par... Interne
du service du Dr Monod. — Cure radicale par le procédé de
Bassini.*

M. M..., 18 ans, menuisier, est atteint de hernie depuis un
an. Elle a grossi peu à peu, c'est une hernie inguinale testiculaire.

Opération le 6 juillet 1904. Résection du sac sans aucun
incident. — Cure radicale par le procédé de Bassini.

Résultats. — Le malade a été revu vers la fin du mois de
mars 1905. Bon résultat comme parois, le malade n'a pas souffert depuis son opération.

Observation LXIII

*Hernie inguinale droite opérée le 9 septembre 1904 par ...
Interne du service du Dr Monod. — Cure radicale par le procédé de Bassini.*

E. E..., 37 ans, ébéniste, s'est aperçu de la présence d'une hernie inguinale droite depuis une quinzaine de jours environ. Cette hernie est grosse comme un œuf, elle ne le gêne pas beaucoup.

Opération le 9 septembre 1904. — Résection du sac.

Cure radicale par le procédé de Bassini.

Résultats. — Le malade a été revu vers la fin du mois de mars 1905. On peut que constater un bon résultat.

Observation LXIV

*Hernie inguinale droite opérée le 17 septembre 1904 par M. le
Dr Arrou assistant de M. le Dr Monod. — Cure radicale par
le procédé de Bassini.*

J. M..., 50 ans, journalier, s'est aperçu de la présence d'une hernie inguinale depuis trois mois. C'est une hernie inguinale directe grosse comme un œuf qaund elle n'est pas réduite.

Opération le 17 septembre 1905. — Résection du sac.

Cure radicale par le procédé de Bassini.

Résultat. — Le malade a été revu dans le courant du mois de mars 1905, on constate un bon résultat

Observation LXV

*Hernie inguinale droite opérée le 20 septembre 1904 par ...
Interne du D* Monod. — Cure radicale par le procédé de
Bassini.*

G. E..., 19 ans, débardeur, souffre d'une hernie inguinale
droite depuis un an.

Cette hernie grosse comme le pouce, ne dépasse pas l'orifice de l'anneau inguinal.

Opération le 20 novembre 1904. — Résection du sac.

Cure radicale par le procédé de Bassini.

Résultats. — Le malade a été revu dans le courant du mois
de mars 1905. Il a une bonne cicatrice, il n'a pas d'impulsion
à la toux et n'a pas souffert depuis son opération.

Hernies inguinales. — Cure radicale en reconstituant une paroi en un seul plan au devant du cordon selon le procédé de Messieurs Monod et Vanverts.

Observation LXVI

*Hernie inguinale droite congénitale opérée le 11 janvier 1904
par M..., interne du D*. Monod. — Cure radicale par le
procédé de M.M. Monod et Vanverts. « Suture en masse au
devant du cordon avec des crins de Florence enlevables de
tous les plans musculaires, aponévrotiques et cutanés constituant la paroi ».*

M. M. 10 ans, placé, est atteint d'une hernie inguinale
droite depuis 2 ans, grosse comme un œuf quand il est debout·
mais qui ne dépasse pas l'orifice extérieur du canal inguinal.

Il porte un bandage depuis un an. Il ne peut à cause de sa hernie se livrer à aucun travail de force.

Opération. — Résection du sac, suture en masse au devant du cordon avec des crins de Florence enlevables de tous les plans musculaires, aponévrotiques et cutanés constituant la paroi du canal inguinal.

Résultat. — Le malade a été revu vers la fin du mois de mars 1905 on sent une excellente cicatrice il n'a pas porté de bandage.

Observation LXVII

Hernie inguinale droite étranglée opérée le 13 mars 1904 par M.... Interne du D^r. Monod. — Cure radicale par le procédé de M.M. Monod et Vanverts.

C. R. 69 ans, gantier, est atteint d'une hernie depuis 15 ans il portait habituellement un bandage. La hernie était étranglée depuis 8 heures quand elle a été opérée.

Opération. — Kélotomie, résection du sac, suture en masse au devant du cordon avec des crins de Florence enlevables de tous les plans musculaires, aponévrotiques et cutanés constituant la paroi du canal inguinal.

Résultat. — Le malade a été revu vers la fin du mois de mars 1905, excellente cicatrice, très épaisse, néanmoins le malade porte un bandage.

Observation LXVIII

Hernie inguinale droite opérée le 13 janvier 1904 par M..., interne du D^r. Monod — Cure radicale par le procédé de M.M. Monod et Vanverts.

P. L..., 23 ans, tourneur, porte sa hernie depuis 4 ou 5

ans, elle est grosse comme le poing descend jusqu'au fond des bourses, à tel point que la marche est devenue impossible au malade une quinzaine de jours avant l'opération. Il porte un bandage depuis un an.

Opération. — Résection du sac, suture en masse au devant du cordon avec des crins de Florence enlevables de tous les plans, musculaires, aponévrotiques et cutanés constituant la paroi du canal inguinal.

Résultat. Le malade a été revu vers la fin du mois de mars 1905. Le malade n'a pas porté de bandage, il a une excellente cicatrice.

OBSERVATION LXIX

Hernie inguinale gauche contenant l'S iliaque. Opérée le 31 Mai 1904 par M..., Interne du D^r. Monod. — Cure radicale par le procédé de MM. Monod et Vanverts.

R. L..., 56 ans, tailleur, est porteur de sa hernie inguinale depuis 15 ans, il a un bandage depuis 10 ou 12 ans. La hernie est grosse comme un œuf, elle descend jusqu'au fond des bourses quand le malade est debout.

Opération. — Large incision. Sac incomplet dans lequel on trouve l'S iliaque. On réduit ce segment d'intestin. Suture en bourse du péritoine. Cure radicale en suturant en masse au devant du cordon avec des crins de Florence enlevables, tous les plans musculaires, aponévrotiques et cutanés constituant la paroi du canal inguinal.

Résultat. — Le malade a été revu vers la fin du mois de mars 1905, le malade se sent très bien, il n'a pas porté de bandage la cicatrice est très bonne.

OBSERVATION LXX

*Hernie inguinale double. Opérée le 5 juillet 1904 par M...,
interne du D* Monod. — Cure radicale par le procédé de
M.M. Monod et Vanverts. Légère récidive.*

P. J..., 44 ans, cocher porte ses hernies depuis un an la
gauche est grosse comme le poing, la droite comme un œuf.
Le malade est très gêné dans la marche. Il ne porte pas de
bandage.

Opération. — Du côté gauche on ne trouve pas de sac, il y
a simplement de l'éventration. A droite on trouve une cysto-
cèle et dans le sac le cœcum qui a glissé. Des deux côtés on
suture en un seul plan avec des crins de Florence enlevables
tous les éléments musculaires, aponévrotiques et cutanés au
devant du cordon.

Résultat. Le malade a été revu dans le courant du mois de
mai 1905. Le malade est encore gêné, moins cependant qu'avant
l'opération, à droite il y a une légère pointe de hernie, à gauche
une éventration au niveau du canal inguinal. On constate de
nouveau ce qu'on avait pu apprécier au moment de l'intervention la mauvaise qualité, le peu de résistance des parois.

OBSERVATION LXXI

*Hernie inguinale droite étranglée, opérée le 13 juillet 1904, par
M. ... interne du D* Monod. — Cure radicale par le procédé
de MM. Monod et Vanverts.*

V. A..., 55 ans, marbrier, est atteint de hernie depuis
10 ans. Cette hernie, quand le malade est debout, est grosse
comme le pouce, il porte un bandage depuis que la hernie est

apparue. Le malade a été opéré le jour même de l'étrangement.

Opération. — Résection d'une grosse masse épiploïque étranglée, resection du sac, cure radicale en suturant en masse au-devant du cordon avec des crins de Florence enlevables, tous les éléments musculaires, aponévrotiques et cutanés qui constituent la paroi.

Résultats. — Le malade a été revu vers la fin de mars 1905. Excellente cicatrice, le malade n'a pas porté de bandage.

Observation LXXII

Hernie inguinale droite, opérée le 29 juillet 1904 par M... *Interne du Dr Monod. — Cure radicale par le procédé de* *MM. Monod et Vanverts.*

D. A..., 18 ans, employé de bureauest atteint d'une pointe de hernie depuis 5 ou 6 ans. Il ne porte pas de bandage.

Opération. — Résection du sac. Cure radicale en suturant en masse au-devant du cordon tous les éléments qui constituent la paroi, muscles, aponévrose et peau et cela avec des crins de Florence enlevables.

Résultats. — Le malade a été revu vers la fin de mars 1905. Il n'a pas porté de bandage, se sent très bien et a une très bonne cicatrice.

Observation LXXIII

Hernie inguinale gauche, opérée le 1er novembre 1904 par M... *Interne du Dr Monod. — Cure radicale par le procédé de* *MM. Monod et Vanverts.*

R. C..., 20 ans, tourneur, a sa hernie depuis 3 ans, elle est grosse comme un œuf, ne descend pas jusqu'au fond des bourses, mais il en souffre à tel point que, quelques jours avant l'opération la marche lui est devenue impossible.

Opération. — Résection du sac, suture en masse au-devant du cordon, avec des crins de Florence enlevables de tous les éléments qui constituent la paroi du canal inguinal, muscles, aponévrose et peau.

Résultats. — Le malade a été revu vers la fin du mois de mars 1905. Il n'a pas porté de bandage, a une très bonne et très épaisse cicatrice au-devant du cordon.

OBSERVATION LXXIV

Hernie inguinale droite, opérée le 19 octobre 1904, par M. ... interne du Dr Monod. — Cure radicale par le procédé de MM. Monod et Vanverts.

B. J..., 40 ans, ébéniste, a sa hernie depuis 18 mois, il en souffre beaucoup, elle lui donne de fréquentes coliques, elle est grosse comme un œuf, il ne porte pas de bandage.

Opération. — Résection du sac, suture en masse au-devant du cordon, avec des crins de Florence enlevables de tous les éléments qui constituent la paroi du canal inguinal, muscles, aponévrose et peau.

Résultats. — Le malade a été revu vers la fin du mois de mars 1905. Les résultats de l'opération sont excellents, le malade a une très bonne cicatrice, épaisse et solide.

OBSERVATION LXXV

Hernie inguinale droite, opérée le 2 décembre 1904, par M ... interne du Dr Monod. — Cure radicale par le procédé de MM. Monod et Vanverts.

C. M..., 35 ans, ébéniste, est atteint de sa hernie depuis 2 mois. Il n'en souffre pas, ne porte pas de bandage.

Opération. — Résection du sac. Cure radicale en suturant au-devant du cordon, tous les éléments qui constituent la paroi, muscles, aponévrose, peau et cela avec des crins de Florence enlevables.

Résultats. — Le malade a été revu vers la fin du mois de mars 1905, il n'a pas porté de bandage, il a une très bonne cicatrice, résistante.

CHAPITRE IV

Classification des procédés de cure radicale de hernie crurale

Trois voies ont été proposées pour arriver sur le sac : la voie crurale, inguinale, abdominale. Nous laisserons de côté la voie abdominale employée par Maunsell.

A. — Voie crurale.

Le sac ayant été lié et réséqué comment fermer l'anneau crural :

1° Oblitération de l'anneau *crural avec le fascia crébriforme.*

C'est le procédé employé par M. le Dr Championnière. Il est exposé dans la thèse de son élève *Termet* (1) « considérations sur la hernie crurale.

____

(1) Termet, *th*. Paris 1898.

Sa cure radicale par le procédé de J.-L. Championnière » Paris 1898.

Nous citons textuellement : « Les deux pinces de Kocher placées au début sur le fascia crébriforme étant toujours en place, avec l'aiguille courbe de Reverdin, que l'on a bien soin de tenir parallèle à l'axe de la cuisse pour éviter la blessure de la veine fémorale et que l'on dirige de bas en haut, on fait une prise dans l'aponévrose du pectiné, le plus près possible de la crête pectinéale, en chargeant un pont de tissus sur l'aiguille. On s'assure en soulevant l'aiguille que la prise est solide, puis on traverse le lambeau interne du fascia crébriforme, près de l'ancien anneau de ce fascia, c'est-à-dire en dedans et en bas, près de la pince. On passe un catgut dont on réunit sans les nouer, les deux bouts dans une pince. On fait une seconde prise sur le pectiné à quelques millimètres en dehors, on traverse le lambeau externe du fascia crébriforme en un point symétrique du premier. On passe un second fil.

Ces deux fils suffisent à la rigueur, mais il est bon d'en passer un troisième réunissant les deux angles inférieurs de ces lambeaux et passant ainsi à travers l'aponévrose du pectiné. Les pinces de Kocher sont alors enlevées et les catguts liés. On voit alors le feuillet fibreux du fascia crébriforme s'abaisser se tendre au devant de l'anneau qu'il oblitère. Le septum crural disparu est ainsi remplacé par une autre membrane fibreuse, résistante, qui opposera une solide barrière aux efforts des viscères abdominaux.

2° On rapproche l'*arcade fémorale* de l'aponévrose du pectiné.

Ce procédé a été immaginé par M. le professeur *Berger* (1) qui l'a décrit dans une communication à la société de chirurgie. Séance du 4 mars 1892 « sur l'opération de la cure radicale des hernies crurales ».

M. le professeur Berger a aussi fait paraître dans le Bulletin médical 1895 un article. « Diagnostic et traitement de la hernie crurale chez la femme » dans lequel il expose de nouveau son procédé.

Voici en quoi il consiste « Avec une aiguille mousse une anse de soie est passée sous l'aponévrose du pectiné de manière que ses deux extrémités ressortent dans l'anneau crural, l'externe en dedans de la veine fémorale, l'interne tout près du ligament de Gimbernat. Le premier de ces chefs est repris par une aiguille avec laquelle on ponctionne l'arcade crurale vers la limite externe de l'anneau crural. On glisse la pointe de l'aiguille ensuite en rasant la face supérieure de l'arcade crurale de dehors en dedans jusqu'à ce que l'on ait atteint la limite interne de l'anneau crural. On fait alors ressortir le fil en perforant de nouveau à ce niveau l'arcade crurale. On obtient ainsi une boucle qui étreint d'une part la partie la plus supé-

______

(1) Berger. — *Soc. de Chirurgie* 1892, 4 mars, *Bul. médical* 1895 p. 503.

rieure de l'aponévrose du pectiné, de l'autre le bord inférieur de l'arcade crurale sur toute la largeur de l'anneau crural. En fixant les deux chefs par un nœud qui n'a pas besoin d'être très serré on rapproche ces parties et on ferme l'anneau crural. Deux ou trois autres points de suture sont placés en avant du précédent réunissent les parties de l'aponévrose du pectiné situées plus bas avec des portions de l'arcade et de l'aponévrose du grand oblique situées plus haut Ces points superposés au premier le consolident et établissent des adhésions sur une plus large surface. Ils assurent l'occlusion du canal crural dans toute son étendue. »

Les procédés de Bassini et de Fabricius se rapprochent beaucoup du procédé de Berger mais diffèrent par la manière dont on place les fils.

Bassini (1) unit l'arcade crurale à l'aponévrose qui recouvre la crête pectinéale au ligament falciforme. Il ne place pas des sutures plus haut que l'orifice péritonéal du canal crural car les hernies crurales s'étranglent d'habitude par l'orifice externe.

Fabricius (2) embrasse dans ses sutures l'arcade crurale, le fascia pectinéal, les fibres d'insertion du pectiné et le périoste.

On doit encore ranger dans cette catégorie la technique de *Delagenière* (3) exposée dans les

______

(1) Arch. für Klin. chirurgie 1894. T. XLVII p. 1-25.

(2) Centralblatt für chirurgie XXI 1894 p. 12.

(3) Delagenière. — Arch. provinciales de chirurgie 1896.

Archives provinciales de chirurgie 1896 « Nouveau procédé de cure radicale de la hernie crurale ».

L'arcade crurale est incisée dans toute sa hauteur au niveau de l'anneau crural. Puis les deux bords de la section sont réunis à la branche horizontale du pubis. Pour cela deux ou plusieurs catguts sont passés d'une part à travers l'aponévrose du pectiné la bandelette iliopectinée et même le périoste, d'autre part à travers l'arcade, tout près du point ou elle a été coupée.

Ces deux fils placés les uns en dehors, les autres en dedans de l'incision sont noués. Les deux lèvres de l'arcade sectionnées sont ainsi entraînées vers le pubis laissant entre elles un espace triangulaire peu considérable.

On peut rapprocher de ces procédés celui de *Roux* de Lausanne (1) communiqué au Congrès français de chirurgie 1904.

Après résection du sac et écartement des vaisseaux fémoraux en dehors il fixe le ligament de Poupart à la crête pectinéale avec un vulgaire clou en U de tapissier. Ce clou en acier nickelé doit être enfoncé perpendiculairement et profondément en pleine substance osseuse en prenant garde toutefois de ne pas marteler le ligament de Poupart ce qui risquerait d'amener la nécrose. Cet accident ne se produit pas lorsqu'on emploie un clou suffisamment long.

(1) Roux de Lausanne. — Congrès de chirurgie 22 octobre 1904. « Résultats de la cure radicale de la hernie crurale par le procédé du clou. »

Quand l'orifice herniaire est trop considérable un simple clou devient insuffisant, il en faut alors deux ou bien compléter l'oblitération de l'orifice par des points de suture.

3° On rapproche de l'aponévrose du pectiné non seulement l'*arcade fémorale* mais encore les muscles *petit oblique et transverse*. C'est le procédé de MM. *Guibé* et *Proust* : (1) exposé par ces auteurs dans la presse médicale du 5 mars 1904. « Cure radicale de la hernie crurale ».

Ils décrivent cinq temps à leur procédé.

1° Incision cutanée. Isolement du sac.

Incision parallèle à l'arcade fémorale immédiatement au dessus d'elle commençant ou finissant suivant le côté au niveau de l'épine du pubis. Elle est longue de 7 à 9 cm.

Mise à nu de l'arcade fémorale, le long et immédiatement au dessous de son bord inférieur, on vient chercher le sac graisseux lipomoteur de la hernie crurale ; on vient aussi mettre à nu la face resplendissante du ligament de Cooper.

2° Section totale du ligament de Gimbernat.

Isolement de l'infundibulum péritonéal. Ouverture ligature et résection du sac.

3° Fermeture du trajet. Placement des fils profonds.

Suture des muscles petit oblique et transverse au ligament de Cooper. On tire en haut l'arcade fémo-

____

(1) Guibé et Proust. — *Presse médicale* 6 mars 1904.

rale en l'éversant de façon à voir directement la face postérieure de la paroi abdominale. On vient alors l'isoler délicatement en refoulant le péritoine. C'est là que vont passer les fils. On vient de l'extrémité de l'index gratter de dedans en dehors la crête pectinéale revêtue du ligament de Cooper et continuant ainsi sans perdre un instant le contact osseux on vient facilement et surement récliner en dehors le veine fémorale sans même qu'ils soit utile de la mettre à nu pour la voir. On a alors devant les yeux le rebord fibreux net et brillant du ligament de Cooper formé de fibres transversales que l'aiguille peut perforer sans crainte. La région étant ainsi exposée on vient passer une série de fils qui chargent en haut les muscles transverse et petit oblique, en bas le ligament de Cooper en entier et au besoin le périoste du pubis. Le passage du dernier fil est calculé de manière à ce que la veine fémorale ne se trouve pas comprimée.

4° Suture de l'arcade fémorale à l'aponévrose pectinéale on refait ce temps suivant la technique habituelle.

5° Réfection des plans superficiels.

4° Oblitération de l'anneau cural au moyen d'un *lambeau autoplastique.*

Le lambeau autoplastique peut-être aponévrotique et musculaire. Il peut-être ostéo-périostique.

1° Le lambeau autoplastique est aponévrotique et musculaire.

Il peut être emprunté au muscle pectiné.

C'est le procédé de *Salzer* (1) qui taille un lambeau carré comprenant l'aponévrose du pectiné et quelques fibres du muscle, le relève autour de sa base qui correspondrait à la crête pectinéale, suture son bord libre à l'arcade crurale.

Le lambeau peut être emprunté au moyen adducteur.

C'est le procédé de *Schwartz* exposé dans la thèse de son élève *Gesland* (2) Paris 1897. Ce lambeau a la forme d'un U dont l'ouverture regarde l'insertion du muscle. Son pédicule doit être épais pour que sa vitalité soit assurée. Ce lambeau disséqué, on le retourne de façon que sa face superficielle devienne profonde. On l'enchasse dans l'anneau crural, on le suture à l'arcade, à la gaine des vaisseaux fémoraux, à l'aponévrose du pectiné.

Le lambeau peut être emprunté au *Couturier De Garay* (3).

On pratique une incision longitudinale le long du bord interne du muscle, on le divise en deux moitiés par une incision longitudinale, on sectionne perpendiculairement la moitié interne de manière à obtenir un lambeau interne longitudinal. On suture l'extrémité interne du lambeau à l'arcade crurale, au ligament de Gimbernat, au pectiné ;

2° Le lambeau autoplastique peut être ostéo-périos-

---

(1) Salzer. — *Centralblatt für chirurgie*, 1892, p. 807.

(2) Gesland. — *Th.* Paris 1897. De la myoplastie dans la cure radicale de la hernie inguinale.

(3) De Garay. — Un nouveau procédé pour la cure radicale de la hernie crurale. *Semaine médicale*, 1896, p. 516.

tique. *Trendelenburg* le premier a pratiqué cette opération. Son procédé est décrit par Hackenbruck (1).

Il fait une incision en L, extirpe le sac et coupe les insertions des muscles droits de l'abdomen à la partie horizontale du pubis. Il fait de même pour les fibres du droit interne, du grand adducteur le long de la branche descendante du pubis. Puis à l'aide d'un ciseau il détache un lambeau ostéo-périostique, d'une largeur de 2 cm. d'une épaisseur de quelques millimètres, de taille suffisante pour se placer dans le vide laissé par la hernie. Ce lambeau est renversé de façon que sa face sanglante regarde en avant. Sa base se fracture, il ne reste plus que son périoste en continuité avec le pubis. Ce lambeau est fixé au ligament de Fallope à l'aide de points de suture au catgut.

Poullet (2) a proposé de tailler un lambeau fibro-périostique pris sur le pubis et l'aponévrose du moyen adducteur et d'obturer ainsi le trajet herniaire.

B. — Voie inguinale.

Cette voie d'abord des hernies crurales avait été autrefois préconisée par Cooper (3).

Annandale (4) pratiqua cette opération sur un

---

(1) Hackenbruck. — Beitrage Zur chir. Klin, 1893-94, p. 779.

(2) Poullet. — Congrès médical international. Rome, 1894,

(3) Cooper. — Traité des hernies de l'abdomen. Traduction de Chassaignac, p. 2837.

(4) Annandale. — Edimbourg M. J. 1876. T. XXI.

malade porteur de grosses hernies inguinale et crurale droites.

Ruggi (1) préconise deux procédés pour la cure radicale de la hernie crurale par la voie inguinale.

Dans un premier procédé il incise la peau sur l'arcade crurale même, cette incision est droite, courbe ou en T suivant le volume de la hernie. Après l'ouverture de la fosse de Scarpa il dissèque le sac, réduit les viscères. Dans un second temps, faisant rétracter en haut les téguments, il ouvre le canal inguinal par une incision sur l'aponévrose du grand oblique longeant l'arcade de Fallope à 1 cm. au-dessus. Un écarteur relève en haut le ligament rond ou le cordon spermatique. L'opérateur met à découvert le canal crural, introduit par en haut dans l'anneau crural une pince qui va saisir le sac pour l'attirer dans la région inguinale. Le collet est alors suturé le plus haut possible, On termine l'opération par la suture du canal crural en unissant l'arcade crurale au ligament de Cooper et par la reconstitution du canal inguinal.

Dans le 2ᵉ procédé Ruggi incise d'emblée le canal inguinal.

Parlavecchio (2) a apporté deux modifications à cette méthode. Il prend soin de ne pas intéresser les orifices du canal inguinal. Il suture au ligament

---

(1) Ruggi. — Del metodo inguinale nella cura radicale del hernia crurale. Bologna, 1893.

(2) Parlavecchio.—Operazioni radicali di hernia crurale. Riforma med. 1893, n° 42.

de Cooper avec l'arcade fémorale la paroi postétérieure du canal inguinal.

M. Tuffier (1) dans un article de la revue de chirurgie 1896, reprend le procédé de Ruggi.

Il lui décrit 6 temps.

1° Incision parallèle au canal inguinal partant de son orifice cutané pour le prolonger à quatre travers de doigts en haut et en dehors. Le cordon spermatique ou le ligament rond est relevé en haut pour permettre l'incision facile de la paroi postérieure du trajet.

2° On tombe sur l'orifice supérieur du canal : il suffit de dissocier, avec l'index, ce tissu pour sentir et isoler le collet du sac crural.

3° On fait sortir la hernie crurale par la plaie inguinale. Il suffit d'enfoncer le doigt entre l'anneau naturel et le sac pour détacher ce sac péritonéal, l'attirer en haut et le faire sortir de l'anneau crural de façon qu'il se présente dans la plaie inguinale.

4° Le péritoine bien isolé est ouvert. On résèque l'épiploon aussi haut que possible, on en fait autant du sac qu'on résèque bien au-dessus de l'anneau.

5° On pratique la suture de l'anneau crural par affrontement de l'arcade de Fallope à l'aponévrose du pectiné au niveau de la partie supérieure de l'anneau crural.

6° Suture des différents plans de l'incision.

____

(1) Tuffier. — Opération de la hernie crurale par la voie inguinale. *Revue de chirurgie* 1896, p. 241.

M. *Chaput* (1) dans un article paru dans la Presse médicale, 2 juillet 1904, préconise une méthode de cure radicale de la hernie crurale qui utilise la voie inguinale et crurale.

Elle permet de fermer non seulement l'anneau crural mais encore le sinus préfémoral, c'est-à-dire l'orifice situé en avant des vaisseaux et le sinus fémoral interne, c'est-à-dire le prolongement du précédent sinus en dedans de la veine fémorale.

Voici les temps de l'opération..

1° Incision cutanée, longue incision sur l'arcade permettant d'agir à la fois sur la hernie et sur le canal inguinal.

2° Incision, ligature, excision du sac crural.

3° Incision du canal inguinal.

On isole et on suspend le cordon ou le ligament rond, on reconnaît le bord des petits oblique et transverse ainsi que le ligament de Cooper.

4° Passage des fils dans les gaines vasculaires. On passe un ou plusieurs fils de catgut.

1° En dedans de la veine — fils internes.

2° En devant de la veine — fils antérieurs.

3° En avant de l'artère — fils antérieurs.

5° Suture des petits obliques et transverse à la crête pectinéale.

Deux ou trois points séparés au catgut suffisent pour garnir la crête pectinéale depuis le ligament

______

(1) Chaput. — Suture radicale de la hernie crurale. Le procédé du rideau et de la suture des gaines. P. M. 1904, p. 417.

de Gimbernat jusqu'au niveau de la veine fémorale.

6° Suture des gaines vasculaires au petit oblique et à l'arcade. On utilise les fils passés antérieurement dans les gaines, on les fait pénétrer dans le petit oblique et, sous l'arcade, on les noue.

7° Suture des bords de la paroi antérieure du canal inguinal.

8° Hémostase, suture de la peau sans drainage.

CHAPITRE V

Valeur comparée des différents procédés
de cure radicale de hernie crurale

Nous avons examiné un temps variable, 2 ans à 6 mois après leur opération, un certain nombre de malades opérés dans le service du Docteur Monod par nos maîtres MM. les docteurs Monod, Arrou, Launay, par nos collègues ou par nous.

Nous donnons le résultat de deux séries d'observations.

La première série comprend 15 observations de hernies crurales étranglée ou non, opérées de cure radicale selon le procédé de M. le professeur Berger.

La seconde série comprend 4 observations de hernies crurales opérées selon le procédé de M. le Dr Schwartz: Oblitération de l'anneau crural par myoplastie à l'aide d'un faisceau musculaire emprunté au pectiné ou au moyen adducteur.

Nous n'avons trouvé aucune récidive ni dans un cas ni dans l'autre.

Dans plusieurs cas où le procédé de Berger a été

employé, le procédé a été réalisé d'une façon différente de celle que décrit cet auteur.

C'est un procédé de Berger modifié dans la façon de placer les fils, et dans quelques menus détails. C'est notre maître, M. le Dr Arrou, qui nous a montré cette technique. Il l'a pratiquée souvent devant nous Nous nous sommes efforcé de l'imiter.

L'opération comprend 6 temps comme toute cure radicale de hernie crurale. Nous passerons brièvement sur les premiers temps.

1° Incision des parties molles qui recouvrent le sac et découverte du sac. L'incision verticale parait la plus commode.

2° Isolement du sac.

3° Ouverture du sac.

4° Traitement du contenu du sac.

5° Traitement du sac.

Quant on éprouve une certaine difficulté à libérer le sac, le procédé de Delagenière, section de l'arcade crurale, permet de le disséquer et le suivre très haut. La section de l'arcade crurale n'entrave en rien la réfection de la paroi selon la technique que nous allons décrire.

On peut aussi, une fois le sac lié au niveau de son collet et réséqué, fixer les deux bouts de catgut derrière la paroi abdominale selon le procédé de Barker décrit à propos de la hernie inguinale.

6° Réfection de la paroi.

C'est ici que la technique diffère.

Avec une aiguille mousse de Reverdin on passe

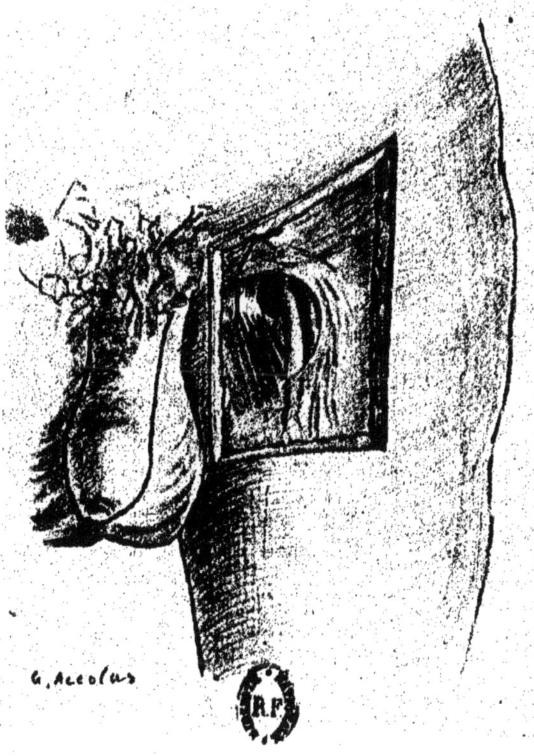

PLANCHE II

de dehors en dedans un fil de fort catgut à travers
le muscle pectiné de manière que l'un des chefs res-
sorte du muscle et de son aponévrose au niveau de la
veine fémorale ; l'autre chef ressort en dedans tout
près de l'épine pubienne. Ce fil embrasse toute
l'épaisseur du pectiné jusqu'au périoste.

Le chef interne est repris avec l'aiguille qui a
ponctionné la paroi abdominale à 2 ou 3^{cm} au-dessus
du bord de l'arcade fémorale, un peu au-dessus et en
dehors de l'épine pubienne. Il est passé à travers la
paroi. Le chef externe est repris de même par l'aiguille qui a ponctionné la paroi abdominale toujours
à 2 ou 3^{cm} au-dessus de l'arcade mais au niveau de
la veine fémorale qu'il rase ; comme l'autre il est
passé à travers la paroi.

On a aussi une anse de catgut dont la partie
moyenne soulève le pectiné et son aponévrose dont
les deux extrémités sortent à travers la paroi abdominale. Quand on noue ces deux chefs, l'arcade
fémorale, l'aponévrose du grand oblique, les bords
inférieurs des muscles petit oblique et transverse
s'abaissent vers le pectiné.

Le canal crural est ainsi parfaitement oblitéré et
avec lui les sinus préfémoral et fémoral interne de
Chaput.

Hernies crurales, cure radicale par le procédé de M. le professeur Berger

OBSERVATION LXXVI,

Hernie crurale gauche étranglée opérée le 23 juillet 1903, par M.... Interne du D Monod. Cure radicale par le procédé de Berger, modifié comme nous l'avons décrit dans le chapitre V.*

K. A..., 46 ans, femme de ménage, porte sa hernie depuis 6 mois, elle est grosse comme le poing, elle a été opérée le jour même de l'étranglement.

Opération. — Libération et rescision du sac. Cure radicale en passant deux gros catgut à travers le muscle pectiné, le chef externe du catgut est conduit à travers la paroi abdominale au niveau de la veine fémorale, le chef interne est conduit de même à travers la paroi au niveau de l'épine du pubis, les deux chefs sont noués ensemble au devant de la paroi abdominale.

Résultat. — La malade a été revue à la fin du mois de mars 1905. Bonne cicatrice, pas de récidive de la hernie, la malade n'a pas porté de bandage.

OBSERVATION LXXVII

Hernie crurale gauche étranglée, opérée le 4 décembre 1903, par M. Autefage, interne de M. le D Monod. Cure radicale par le procédé de Berger modifié.*

B. E..., 63 ans, cuisinière, avait sa hernie depuis 10 ans,

elle en souffrait par intervale, elle était grosse comme le poing, la malade portait un bandage.

Opération. — Kélotomie, débridement intra-sacculaire, résection d'une masse épiploïque contenue dans le sac, résection du sac, cure radicale en passant un fort catgut à travers le muscle pectiné, les deux chefs de catgut sont passés tous deux à travers la paroi abdominale et noués au devant de celle-ci.

Résultat. — La malade a été revue vers la fin de mars 1905. La malade ne souffre pas, elle a une bonne cicatrice, la hernie ne s'est pas reproduite.

Observation LXXVIII

Hernie crurale droite étranglée, opérée le 6 décembre 1903, par ...., interne du Dr Monod. Cure radicale par le procédé de Berger modifié.

J. C..., 47 ans, cigarière, est atteinte de hernie crurale depuis 2 ans, elle est grosse comme un œuf de pigeon, la malade ne porte pas de bandage. La hernie a été opérée le jour même de l'étranglement.

Opération. — Kélotomie, débridement intra-sacculaire, résection du sac, on fait la cure radicale en passant un fort catgut à travers le muscle pectiné, les deux chefs du catgut sont d'autre part passés à travers la paroi abdominale et noués au-devant de celle-ci.

Résultat. — La malade a été revue à la fin de mars 1905. Elle n'a pas portée de bandage, la hernie ne s'est pas reformée, la cicatrice est bonne.

Observation LXXIX

Hernie crurale gauche, opérée le 8 décembre 1903, par M. Autefage, interne du D Monod. Cure radicale par le procédé de Berger modifié.*

L. J..., 20 ans, couturière, porte sa hernie depuis 3 ans, elle en souffre quand elle veut se livrer à un travail pénible, la hernie est petite.

Opération. — Résection du sac, on ferme l'anneau en passant un fort catgut à travers le muscle pectiné, les deux chefs sont ensuite passés à travers la paroi abdominale et liés ensemble au devant de celle-ci.

Résultats. — La malade a été revue à la fin de mars 1905. Elle n'a pas porté de bandage, ne souffre plus, a une bonne cicatrice, et la hernie n'a pas récidivé.

Observation LXXX

Hernie crurale gauche étranglée, opérée le 27 mars 1904, par M. Autefage, interne de M. Monod. Cure radicale par le procédé de Berger modifié.

C. U..., 60 ans, sans profession, a sa hernie depuis 2 ans, elle porte un bandage. La hernie a été opérée le jour même de l'étranglement.

Opération. — Résection du sac. On ferme l'anneau crural en passant un fort catgut à travers le muscle pectiné, les deux chefs sont ensuite passés à travers la paroi abdominale et noués ensemble au devant de celle-ci.

Résultat. — La malade a été revue vers la fin du mois de mars 1905, la cicatrice est bonne, la hernie ne s'est pas reformée.

OBSERVATION LXXXI

*Hernie crurale gauche. Opérée le 2 mai 1904, par M. Autefage,
interne du Dr Monod. — Cure radicale par le procédé de
Berger modifié.*

G. A..., 30 ans, femme de ménage, est atteinte de sa hernie
depuis 3 ans. C'est une petite hernie grosse comme un œuf de
pigeon.

Opération. — Résection du sac, on ferme l'anneau crurale
en passant un fort catgut à travers le muscle pectiné, les deux
chefs sont ensuite passés à travers la paroi abdominale et liés
ensemble au devant de celle-ci.

Résultat. — La malade a été revue vers la fin du mars 1905 ;
on ne peut constater qu'un excellent résultat.

OBSERVATION LXXXII

*Hernie crurale droite. Opérée le 27 mai 1904 par M. Aute-
fage, interne du Dr Monod. — Cure radicale par le procédé
de Berger modifié.*

F. J..., 29 ans, blanchisseuse, est atteinte de sa hernie
depuis 2 ans. Elle vient se faire opérer parce qu'elle souffre
depuis quelque temps.

Opération. — Résection d'une épiplocèle adhérente au fond
du sac. Résection du sac, on ferme l'anneau en passant un
fort catgut à travers le pectiné, les deux chefs du catgut sont
ensuite passés à travers la paroi abdominale et noués ensemble
au devant de celle-ci.

Résultat. — La malade a été revue vers la fin du mois de
mars 1905, on ne peut que constater un excellent résultat.

Observation LXXXIII

Hernie crurale double. Opérée le 7 juin 1904 par M. Autefage, interne du Dr Monod. — Cure radicale par le procédé de Berger modifié.

L. P..., 26 ans domestique, est atteinte de sa double hernie depuis 3 ans. La droite grosse comme un œuf de poule, la gêne beaucoup.

Opération. — On est obligé pour poursuivre la dissection du sac de fendre verticalement l'arcade fémorale selon le procédé de Delagenière. Résection du sac. On ferme ensuite l'anneau crural, en passant un fort catgut à travers le pectiné, les deux chefs du catgut sont ensuite passés à travers la paroi abdominale et noués ensemble au devant de celle-ci.

Résultat. — La malade a été revue vers la fin de mars 1905, des deux côtés excellentes cicatrices.

Observation LXXXIV

Hernie crurale droite étranglée, opérée le 13 juin 1904 par M..., interne du service du Dr Monod. — Cure radicale par le procédé de Berger.

Z. M..., 40 ans, blanchisseuse, est atteinte de hernie depuis 5 à 6 ans, elle a été opérée le lendemain de l'étranglement.

Opération. — Kélotomie, débridement intra-sacculaire. Résection du sac, on ferme l'anneau suivant le procédé de Berger.

Résultat. — La malade a été revue vers la fin du mois de mars 1905. Très bon résultat.

Observation LXXXV

*Hernie crurale gauche, opérée le 13 juin 1904, par M. ...,
interne du Dr Monod. — Cure radicale par le procédé de
Berger.*

B. M..., 50 ans, blanchisseur, a sa hernie depuis 10 ans,
elle est grosse comme un œuf et gêne le malade, qui ne porte
pas de bandage.

Opération. — Résection d'une épiplocèle, non adhérente
au fond du sac. Résection du sac. Cure radicale par le procédé
de Berger.

Résultats. — Le malade a été revu vers la fin de mars
1905. Les résultats sont excellents.

Observation LXXXVI

*Hernie crurale droite, opérée le 14 juin 1904, par M. Aule-
sage, interne du Dr Monod. — Cure radicale par le procédé
de Berger, modifié.*

B. M..., 30 ans, couturière, est atteinte de sa hernie depuis
2 ans. Cette hernie ne la gêne pas beaucoup.

Opération. — Résection du sac, fermeture de l'anneau en
passant un fort catgut à travers le muscle pectiné, les deux
chefs sont ensuite passés à travers la paroi abdominale et
noués ensemble au-devant de celle-ci.

Résultats. — Le malade a été revu vers la fin du mois de
mars 1905. Le résultat est très bon.

Observation LXXXVII

Hernie crurale droite étranglée, opérée le 16 août 1904, par M. Autefage, interne du Dr Monod. — Cure radicale par le procédé de Berger.

M. M..., 40 ans. cigarière, est atteinte d'une hernie depuis 3 ans. Elle porte habituellement un bandage, elle a été opérée le jour même de son étranglement.

Opération. — Kélotomie, résection du sac, cure radicale par le procédé de Berger.

Résultats. — Le malade a été revue vers la fin du mois de mars 1905, les résultats sont excellents.

Observation LXXXVIII

Hernie crurale droite, opérée le 10 octobre 1904, par M. le Dr Arrou. — Cure radicale par le procédé de Berger modifié.

B. M..., 34 ans, employé de commerce, a une hernie depuis 2 ans, grosse comme une noix, qui avait surtout augmenté de volume depuis 2 mois.

Opération. — Ablation d'un lipome préherniaire ; résection du sac, fermeture de l'anneau crural au moyen d'un catgut que l'on passe dans le pectiné, les deux bouts du catgut sont passés à travers la paroi abdominale et noués au-devant de celle-ci.

Résultats. — Le malade a été revu vers la fin du mois de mars 1905, les résultats de l'opération sont excellents.

Observation LXXXIX

*Hernie crurale gauche, opérée le 30 décembre 1904, par M. ...
interne du Dr Monod. — Cure radicale par le procédé de
Berger.*

L. M..., 40 ans, femme de ménage, est atteinte depuis 3 ans
d'une hernie crurale gauche dont elle souffre. la hernie est
grosse comme une noix.

Opération. — Résection du sac. Cure radicale par le procédé de Berger.

Résultats. — La malade a été revue vers la fin du mois de
mars 1905. Les résultats sont excellents.

Observation XC

*Hernie crurale gauche, opérée le 14 novembre 1904 par M. le
Dr Launay. — Cure radicale par le procédé de Berger.*

T. M..., cuisinière, à sa hernie depuis 7 ans. Elle en souffre quand elle est fatiguée. Elle porte un bandage depuis l'apparition de la hernie.

Opération. — Résection du sac. Cure radicale par le procédé de Berger.

Résultats. — La malade a été revue vers la fin du mois de
mars 1905. Les résultats de l'opération sont excellents.

Hernies crurales. Cure radicale par myoplastie

OBSERVATION XCI

*Hernie crurale gauche opérée le 16 juillet 1903, par M. Aute-
fage, interne de M. le Dr Monod. — Cure radicale par
myoplastie.*

C. L..., porteur aux halles, 63 ans, est atteint de hernie
crurale gauche depuis quelques mois. Il se plaint de
douleurs au niveau de la région, depuis 7 à 8 ans. La
hernie est grosse comme un œuf. Elle lui donne de fréquentes
coliques.

Opération. — Incision verticale, Résection du sac.

Rebroussement et fixation du collet du sac, derrière la paroi
selon le procédé de Barker.

On ferme l'anneau crural au moyen d'un lambeau musculaire
détaché. Détaché du muscle pectiné retourné en haut. Suturé à
l'arcade.

Résultats. — Le malade a été revu vers la fin du mois de
mars 1905.

La hernie ne s'est pas reproduite.

La cicatrice est bonne.

OBSERVATION XCII

*Hernie crurale droite opérée le 28 mars 1903, par M. Aute-
fage, interne du Docteur Monod. — Cure radicale par
myoplastie.*

C. E..., 36 ans, mercière.

Souffre d'une hernie crurale droite depuis 6 ans.

Les douleurs ont surtout augmenté depuis 2 ans.

Ce sont des coliques surtout violentes quand la hernie n'est pas contenue. La malade porte un bandage depuis 5 ans.

Opération. — Résection du sac.

Rebroussement et fixation du collet du sac à la paroi selon le procédé de Barker.

On ferme l'anneau crural au moyen d'un lambeau musculaire emprunté au pectiné, retourné en haut, suturé à l'arcade.

Résultats. — La malade a été revue vers la fin du mois de mars 1905.

Elle ne porte pas de bandage. La hernie ne s'est pas reformée.

La cicatrice est solide.

OBSERVATION XCIII

Hernie crurale gauche opérée le 30 novembre 1903, par M. Autefage, interne du Docteur Monod. — Cure radicale par myoplastie.

G. J..., 33 ans, ménagère, à sa hernie depuis 1 an.

Elle est grosse comme une noix et fait de temps en temps souffrir la malade qui porte un bandage.

Opération. — Résection du sac.

Rebroussement et fixation du collet du sac, derrière la paroi selon le procédé de Barker.

On ferme l'anneau crural au moyen d'un lambeau musculaire détaché du pectiné et suturé à l'arcade.

Résultat. — La malade a été revue vers la fin du mois de mars 1905, on ne peut que constater un bon résultat.

Observation XCIV

Hernie crurale droite opérée le 17 mai 1904, par M. Autefage, interne du Docteur Monod. — Cure radicale par myoplastie.

D. J..., domestique, 45 ans. Souffre de sa hernie depuis 7 ans. Elle est grosse comme un œuf de dinde et fait souffrir la malade pendant la marche. La malade porte un bandage.

Opération. — Incision verticale. Ouverture du sac, ligature de l'épiploon adhérent au fond du sac, résection du sac.

On ferme l'anneau crural au moyen d'un lambeau musculaire emprunté au pectiné retourné en haut, suturé à l'arcade.

Résultats. — On ne peut que constater un excellent résultat quand 10 mois après on revoit la malade.

CONCLUSIONS

Nous avons examiné un certain nombre de malades, opérés par des procédés divers de cure radicale de hernies inguinales ou crurales depuis un temps variant de 2 ans à six mois.

Pour les hernies inguinales, le procédé qui nous paraît avoir donné les meilleurs résultats est celui qui consiste à placer au devant du cordon, tous les éléments constituant la paroi au niveau de la région inguinale : muscle petit oblique et transverse, aponévrose du grand oblique, arcade fémorale.

Pour les hernies crurales le procédé qui nous a paru le meilleur est celui de Monsieur le professeur Berger. Nous proposons de le modifier de la façon suivante :

Un fil de fort catgut est passé, sous le muscle pectiné et son aponévrose. Les 2 chefs sont ensuite repris par l'aiguille, passés à travers la paroi abdominale et noués ensemble au devant de celle-ci.

BIBLIOTHÈQUE NATIONALE

Sens. — Société Nouvelle de l'Imprimerie MIRIAM, 1, rue de la Berlauche

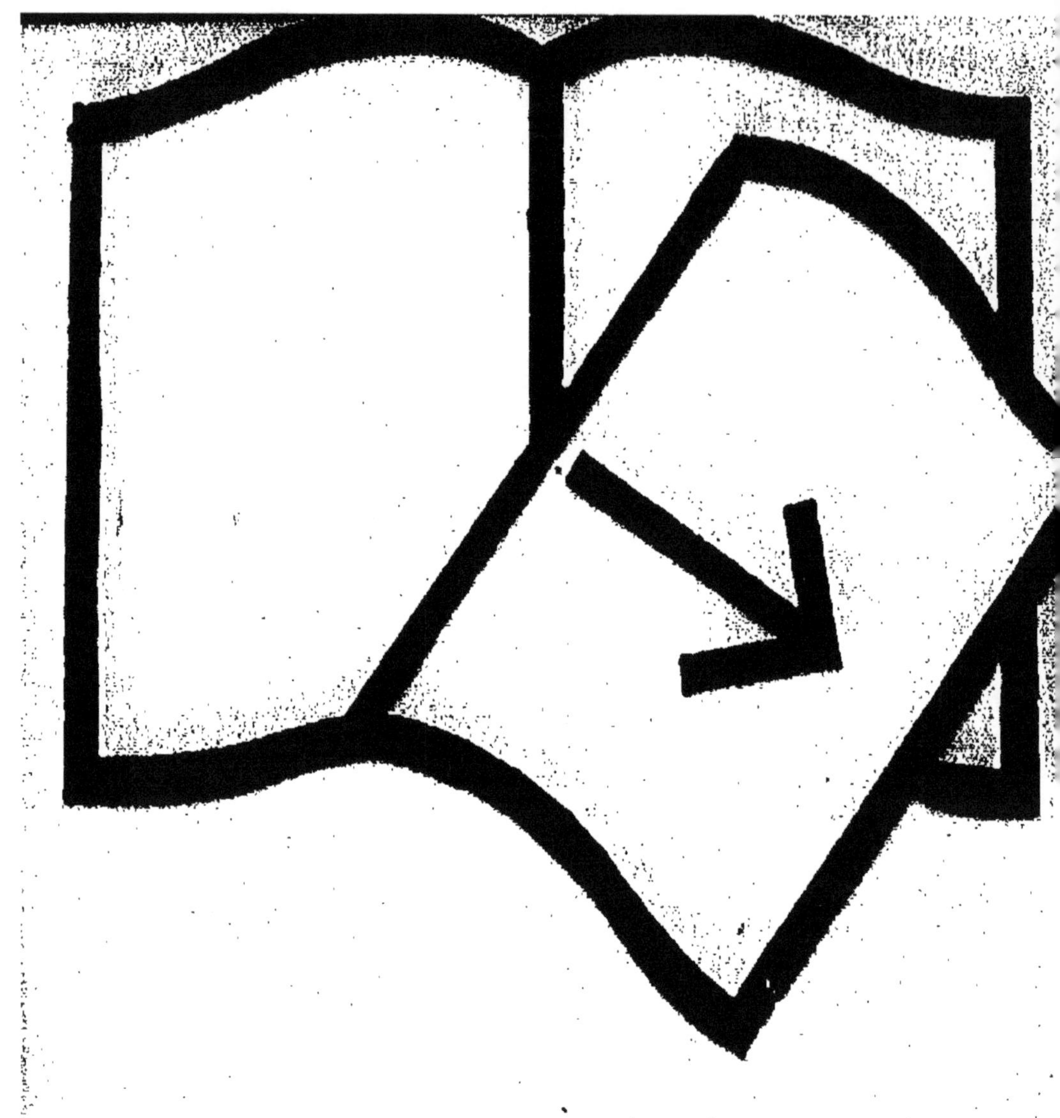

Documents manquants (pages, cahiers...)
NF Z 43-120-13